W0321122

PILATES AU MUR

WORKOUTS BIBLE

POUR LES FEMMES

LE DÉFI COMPLET DE 30 JOURS POUR TONIFIER VOS FESSIERS, VOS ABDOMINAUX ET VOTRE DOS

ÉDITION 2023

Ce livre est une traduction du livre : " Wall Pilates Workouts Bible for Women : The Complete 30-Day Body Sculpting Challenge to Tone Your Glutes, Abs & Back with Illustrated Full-Body Exercise Routines | Flexibility, Strength and Balance " Christian Walton, 2023 Edition

Traducteur : Anonyme

Avis de non-responsabilité :

Ce livre est fourni à titre d'information uniquement et n'est pas destiné à remplacer un avis médical, un diagnostic ou un traitement professionnel. Consultez un professionnel de la santé qualifié avant d'entreprendre un nouveau programme d'exercices, en particulier si vous avez des problèmes de santé ou des préoccupations préexistantes. L'auteur et l'éditeur déclinent toute responsabilité ou perte en rapport avec les exercices, les opinions ou les informations exprimées dans ce livre. Toute application du matériel fourni est laissée à la discrétion et à la seule responsabilité du lecteur.

SOMMAIRE

INTRODUCTION 8

CORPS ENTIER 10

CARDIO 40

CORE 56

Défi de 30 jours pour la sculpture du corps 72

Défi des 30 jours - tableau de suivi 103

PDF BONUS : 104

CORPS ENTIER - PAGE 10

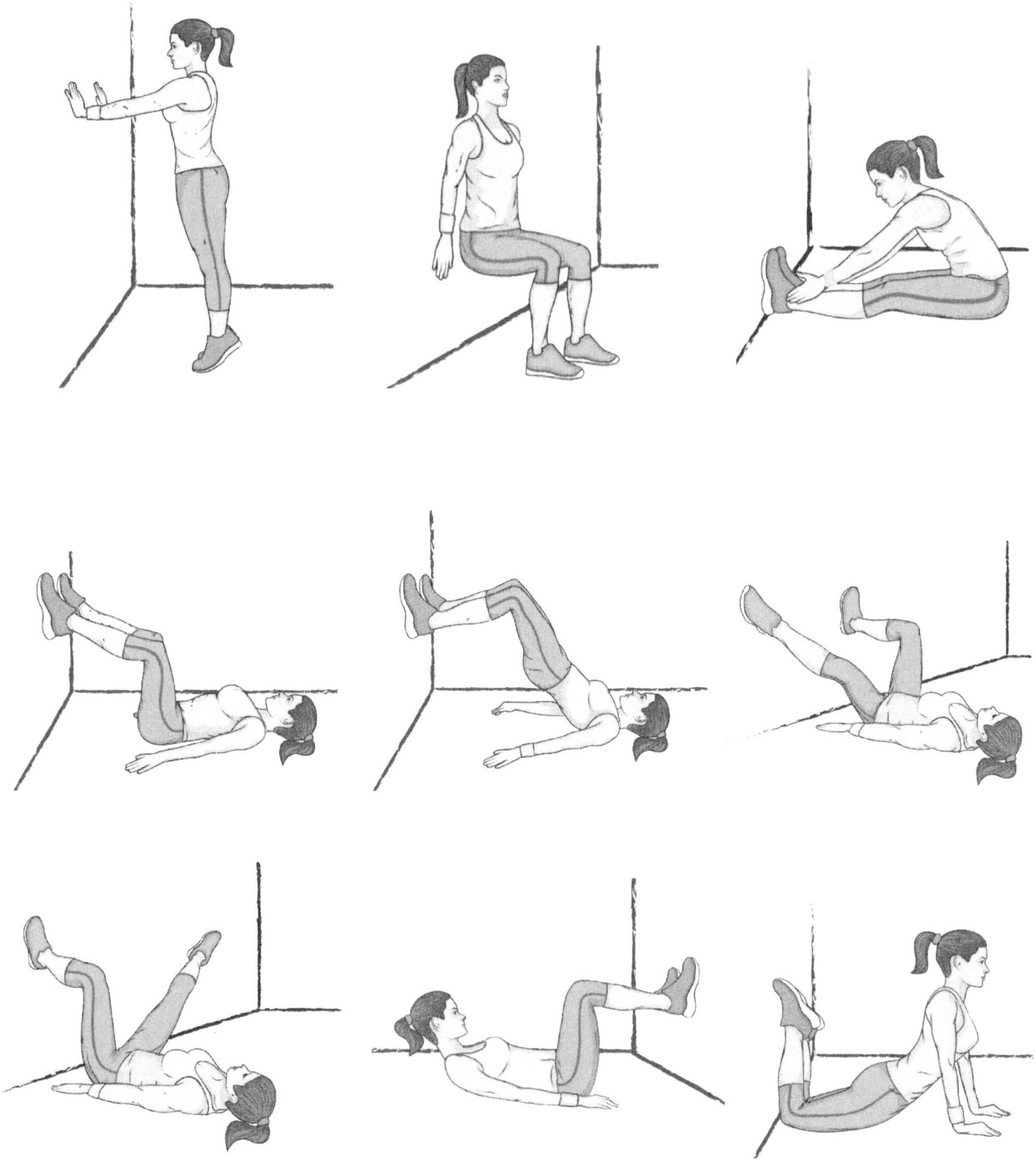

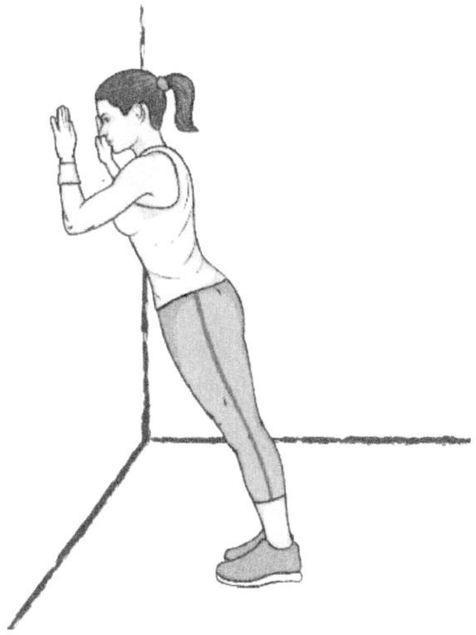

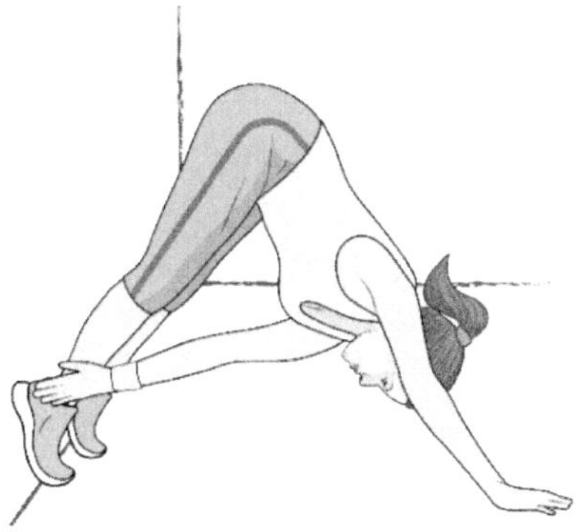

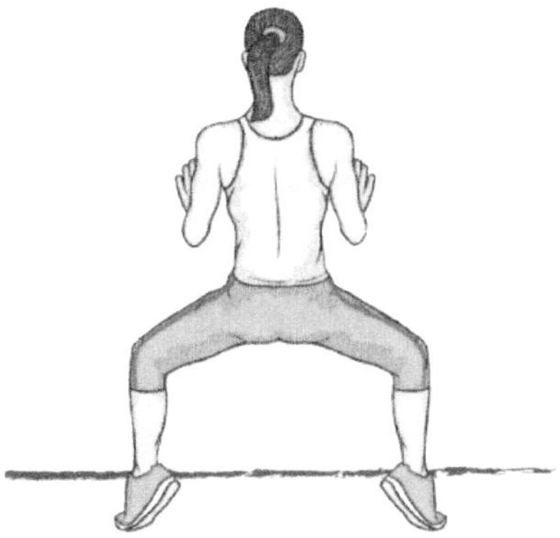

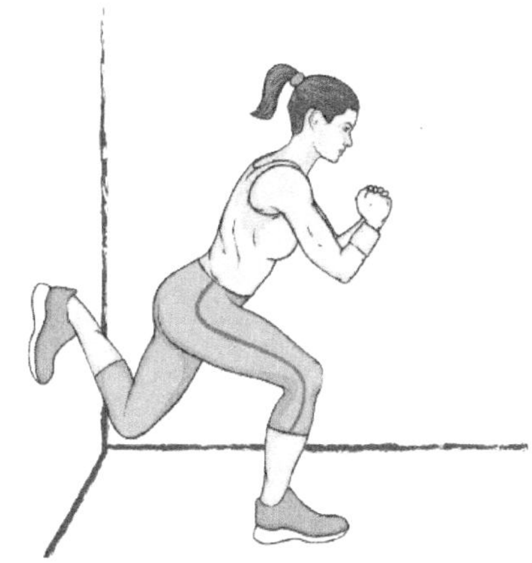

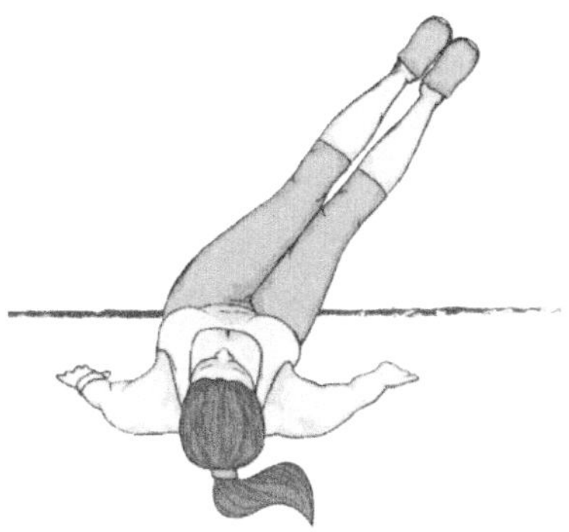

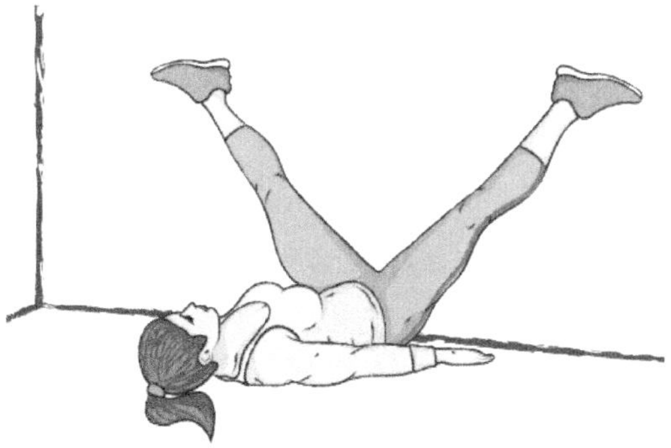

CARDIO - PAGE 40

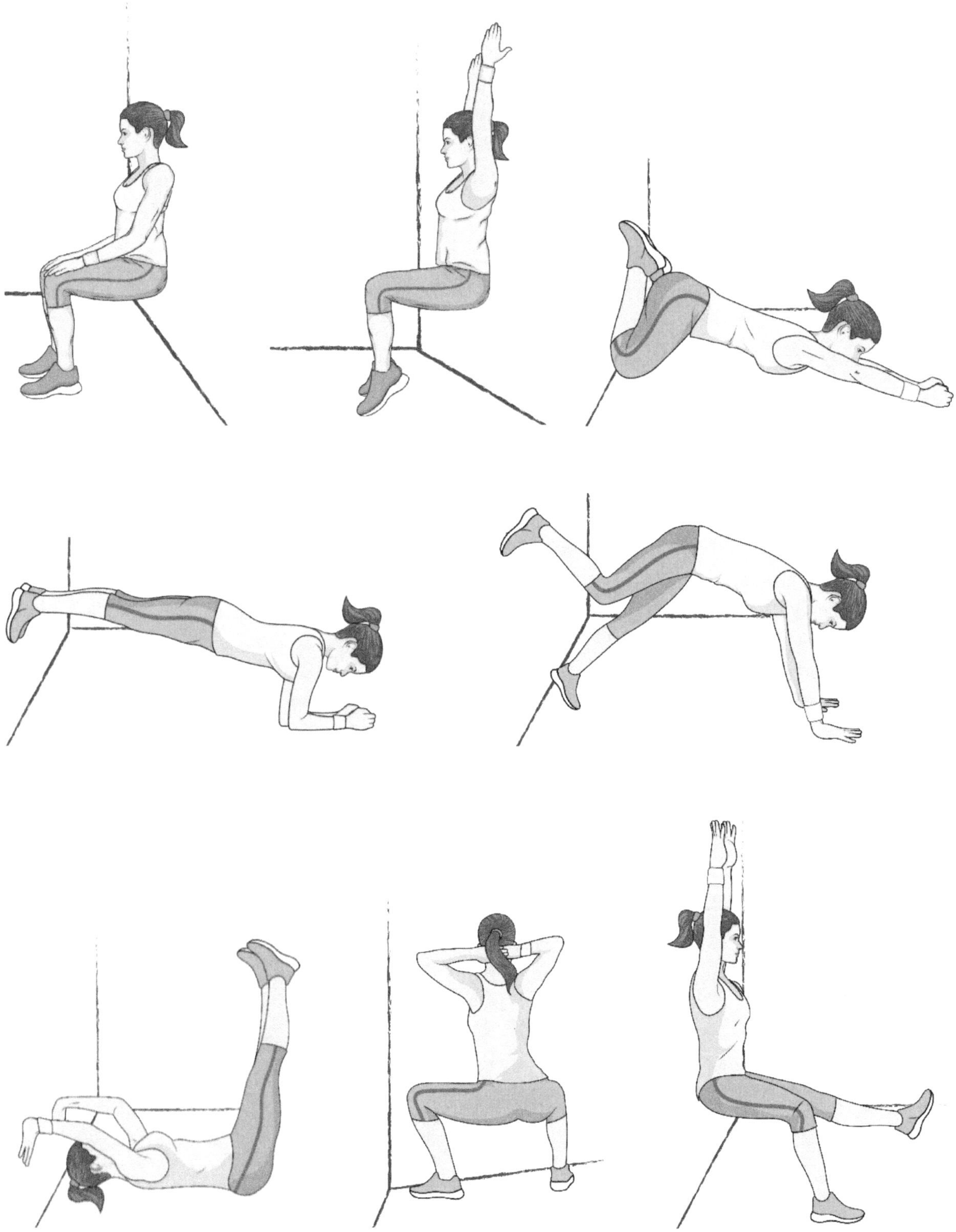

CORE - PAGE 56

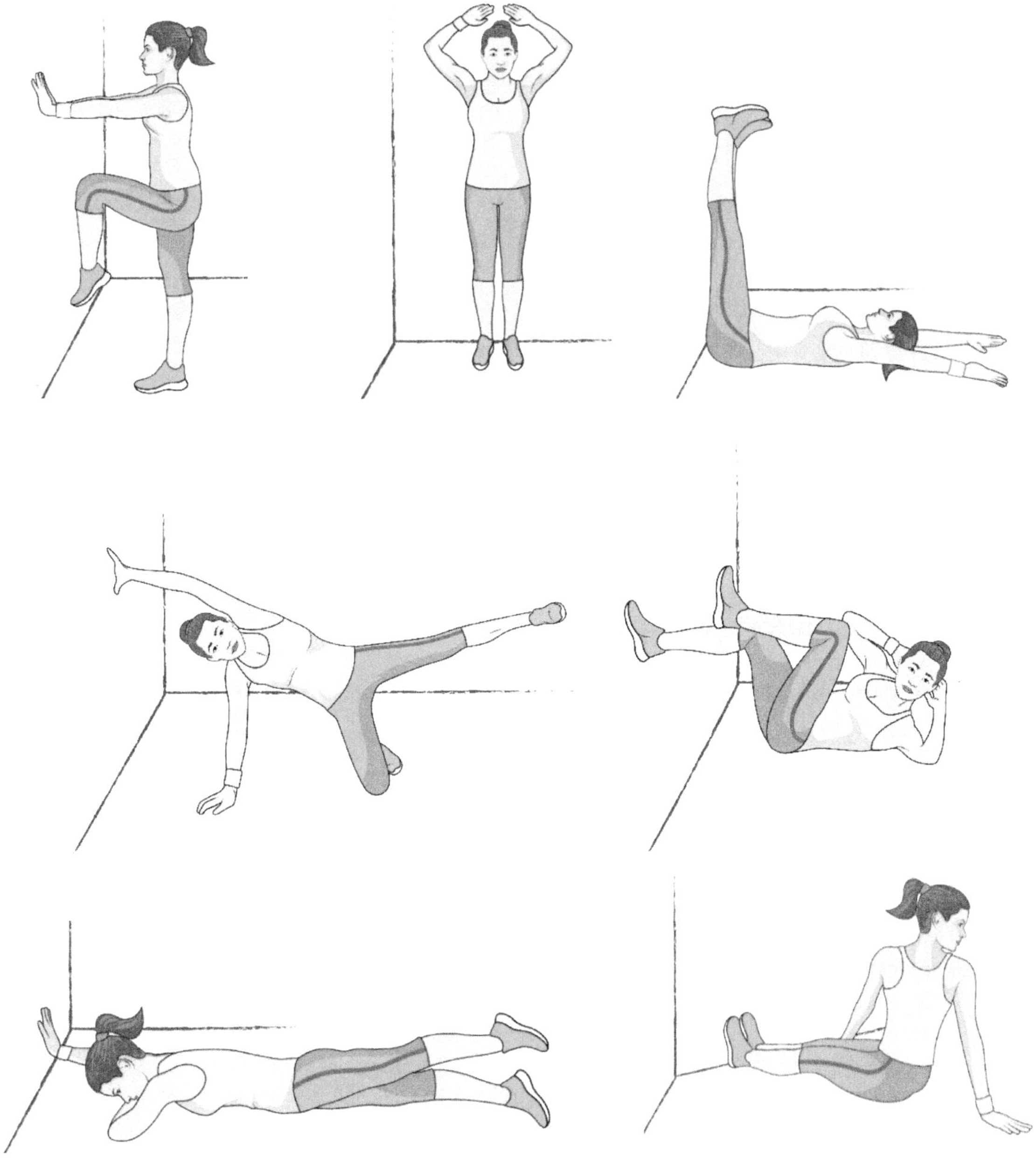

INTRODUCTION

Bienvenue à "Pilates au Mur pour les Femmes: Le défi complet de 30 jours pour sculpter le corps". En tant qu'entraîneur personnel de fitness avec plus de dix ans d'expérience dans le secteur, j'ai vu les tendances du fitness aller et venir. Mais le Pilates au Mur n'est pas une simple tendance éphémère ; c'est une pratique qui change la donne et qui offre des avantages inégalés aux femmes de tous âges et de tous niveaux de condition physique.

Le Pilates au Mur est une fusion des principes classiques du Pilates avec le soutien et le défi d'un mur. Cette combinaison unique permet une plus grande stabilité tout en offrant un moyen d'approfondir les étirements, d'engager les muscles plus complètement et d'apporter une nouvelle dimension aux routines traditionnelles de Pilates. Que vous soyez un adepte chevronné du Pilates ou un nouveau venu dans le monde du fitness, les bienfaits du Pilates murale peuvent transformer votre vie quotidienne.

Qu'y a-t-il à l'intérieur ?

Ce défi de 30 jours est conçu pour mobiliser votre corps, sculpter vos fessiers, vos abdominaux et votre dos, et améliorer votre souplesse, votre force et votre équilibre. Les programmes sont conçus pour être simples mais efficaces, avec des exercices clairs et illustrés pour l'ensemble du corps, ce qui les rend faciles à suivre.

Le livre propose un *guide détaillé jour par jour* avec des routines fraîches et attrayantes pour vous motiver et vous mettre au défi de travailler sur votre corps et votre santé. Grâce à la persévérance et au dévouement, vous obtiendrez des résultats tangibles.

La transformation n'est pas seulement physique mais aussi mentale.

À qui s'adresse ce livre ?

Ce livre est conçu pour les femmes qui sont prêtes à prendre le contrôle de leur forme physique d'une manière entièrement nouvelle. Il s'adresse à celles qui ont envie de quelque chose de plus qu'une simple routine, quelque chose qui s'adresse à la fois au corps et à l'esprit. Que vous cherchiez à donner un coup de fouet à votre parcours de remise en forme, à briser un plateau ou à ajouter une touche de fraîcheur à votre régime actuel, ce défi de 30 jours est fait pour vous.

Et le meilleur, c'est que.. :

Vous pouvez obtenir des résultats étonnants en faisant des exercices de Pilates pendant 10 à 15 minutes par jour !

LES AVANTAGES POUR LE CORPS D'UNE SÉANCE DE 30 JOURS DE PILATES SUR LE MUR :

1. **Amélioration de la posture**
2. **Fessiers, abdominaux et dos tonifiés**
3. **Augmentation du niveau d'énergie**
4. **Réduction du niveau de stress**
5. **Taille plus fine**
6. **Amélioration de la souplesse, de la force et de l'équilibre**
7. **Et bien d'autres choses encore...**

Relever le défi

Je vous invite à vous embarquer avec moi dans ce voyage transformateur.

Avec de l'engagement, du courage et les conseils présentés dans ces pages, vous vous forgerez une version plus forte, plus confiante et plus équilibrée de vous-même.

Le défi ultime de la sculpture du corps vous attend.

Façonnons ensemble le corps de vos rêves.

Bienvenue dans le monde du Pilates au Mur.

CORPS ENTIER

ÉLÉVATION SUR LE MUR

Comment procéder :

1. Tenez-vous face au mur et placez vos paumes contre le mur pour vous soutenir.
2. Levez vos talons aussi haut que possible, en contractant tous les muscles de vos jambes.
3. Abaissez vos talons.
4. Répéter.

Remarque : il est important de garder les genoux droits pendant toute la durée de l'exercice.

Les avantages de l'exercice : l'exercice améliore la posture, renforce l'articulation de la cheville et du pied et améliore la technique d'exécution d'autres exercices.

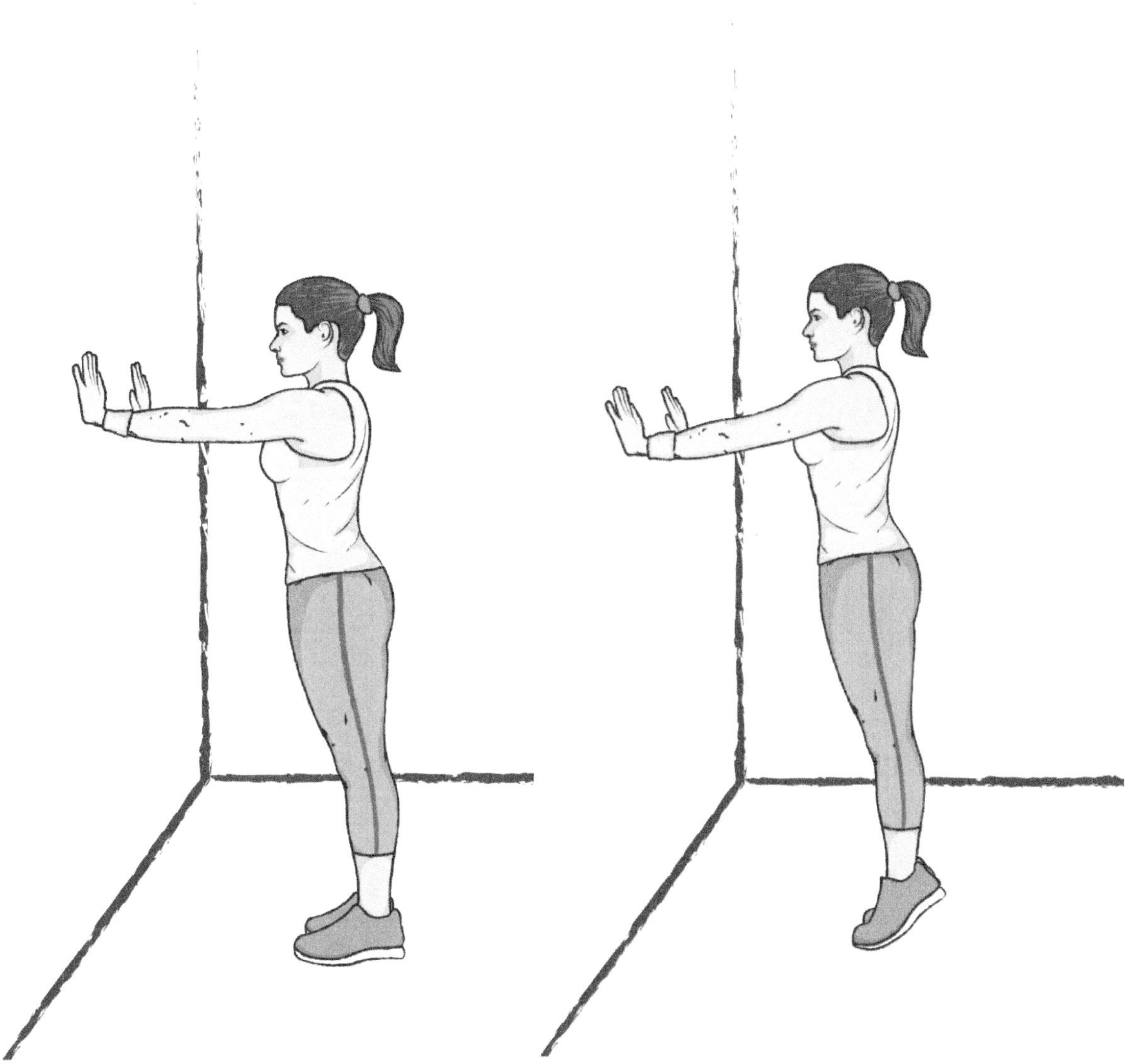

ASSIS AU MUR AVEC EXTENSION DES JAMBES

Comment procéder :

1. Placez-vous dos au mur, à une courte distance, les pieds écartés de la largeur des épaules, les genoux formant un angle de 90°.
2. Appuyez également votre dos et votre tête contre le mur. Serrez votre ventre.
3. Placez vos paumes contre le mur et soulevez-vous lentement sans décoller vos pieds du sol, de manière à ce que vos jambes soient complètement droites.
4. Descendez ensuite jusqu'à la position de départ.

Expirez en montant et inspirez en descendant.

Remarque : il est préférable de faire cet exercice avec des vêtements à manches, car cela permet de glisser plus facilement le long du mur.

Les bienfaits de l'exercice : renforcement et travail des muscles des jambes et des fesses ; amélioration de la stabilité et de l'équilibre du corps.

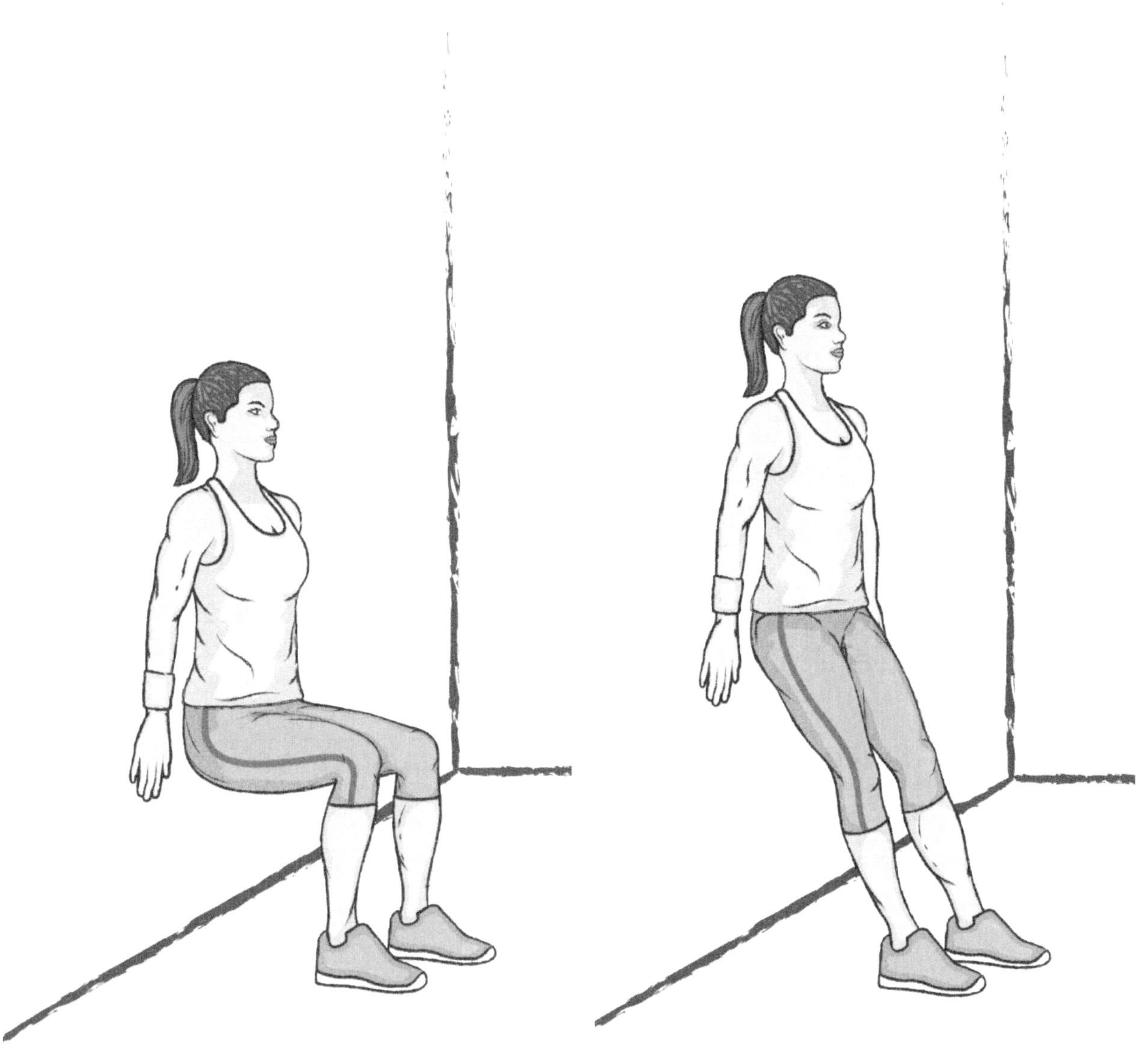

INCLINER LE CORPS VERS L'AVANT

Comment procéder :

1. Asseyez-vous bien droit, tendez les jambes et appuyez vos pieds contre le mur.
2. Redressez le dos et commencez à inspirer en vous étirant vers le haut.
3. En expirant, penchez-vous doucement vers vos pieds, essayez de bien étirer vos bras et votre dos, et sentez vos jambes, en particulier l'arrière de celles-ci, lorsque vous vous penchez.

Remarque : pendant cet exercice, vous devez sentir fermement l'appui de vos pieds contre le mur.

Les bienfaits de l'exercice : cet exercice fait travailler les muscles abdominaux (abdominaux) et le dos, ainsi que les muscles fessiers et l'arrière des cuisses.

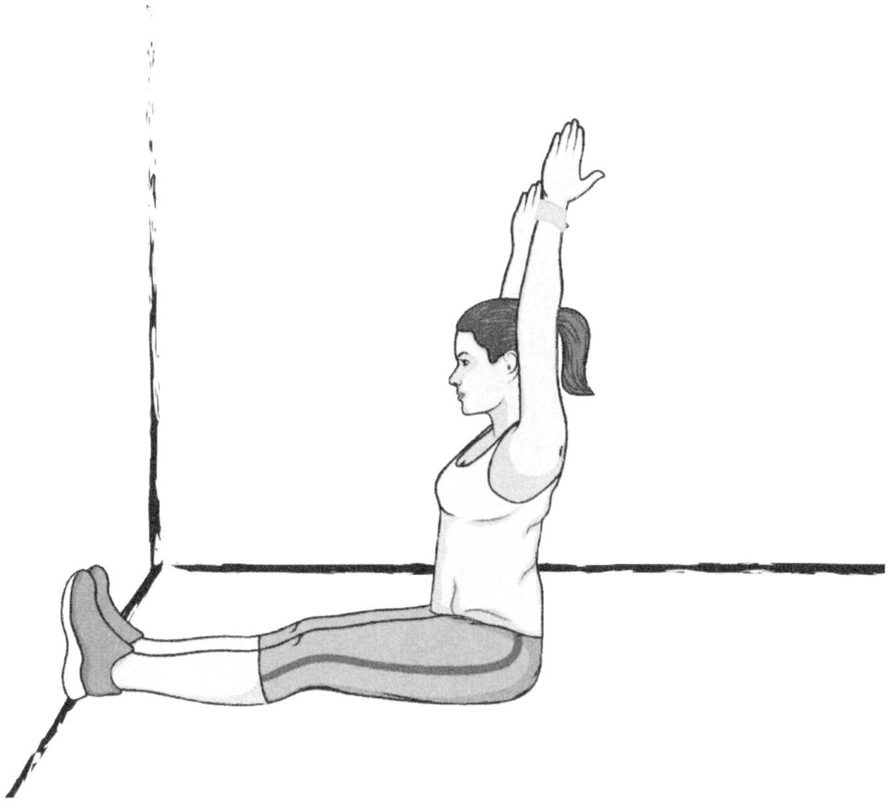

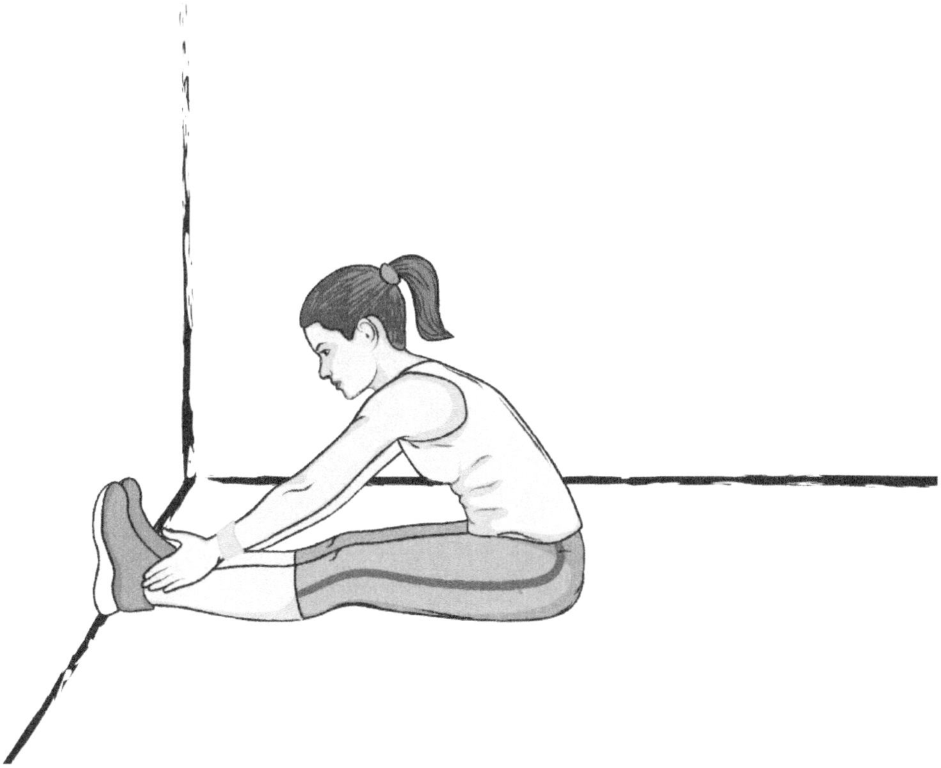

PONT MURAL

Comment procéder :

1. Allongez-vous sur le dos, rapprochez-vous du mur et placez vos pieds sur le mur de façon à ce que vos genoux forment un angle d'environ 90°.
2. Commencez à effectuer des élévations douces et sans à-coups du bassin vers le haut.
3. Expirez lorsque vous soulevez le bassin et inspirez lorsque vous l'abaissez.

Remarque : lorsque nous soulevons le bassin, nous appuyons nos talons contre le mur.

Les bienfaits de l'exercice : les biceps des cuisses (muscles de l'arrière de la jambe) et les muscles du dos sont sollicités ; l'exercice améliore le soutien et la stabilité du bassin et de la colonne vertébrale.

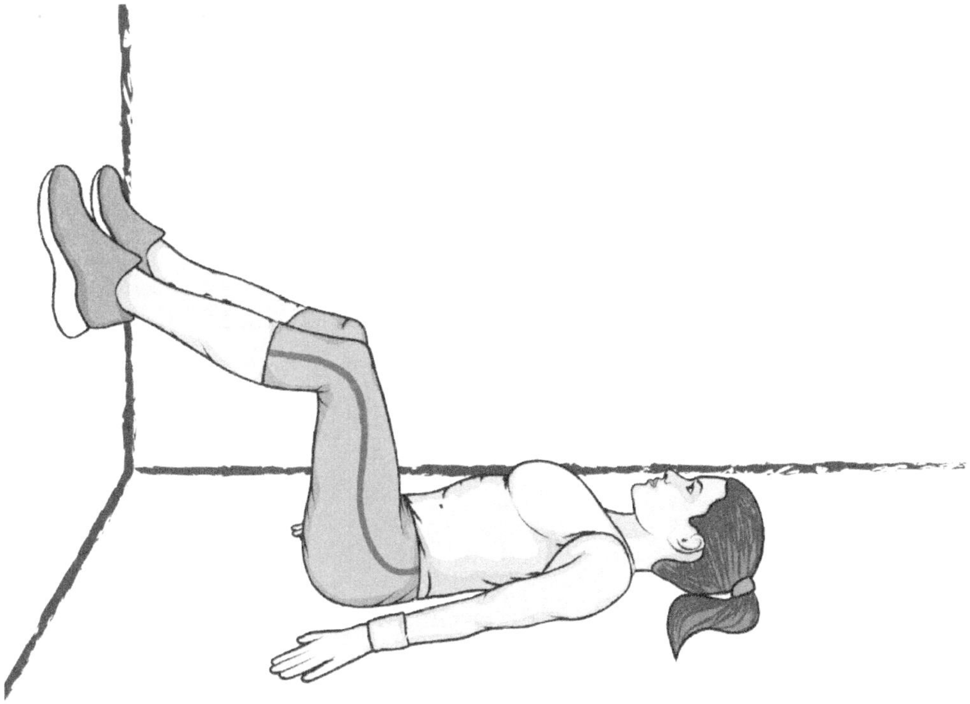

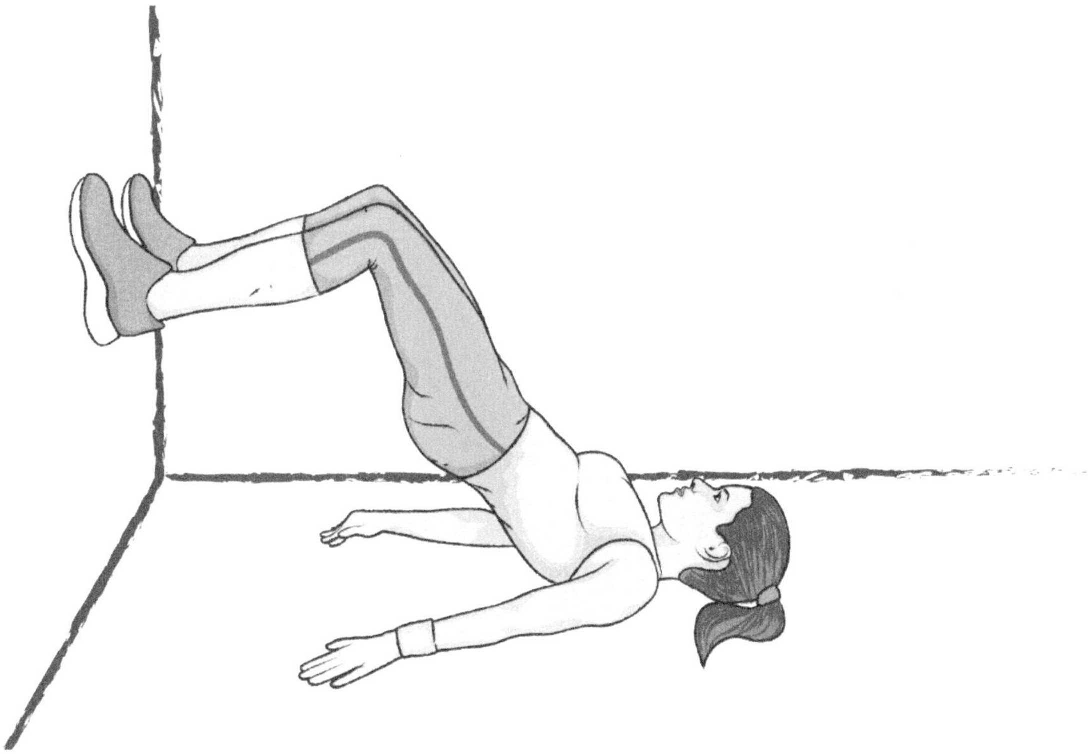

PETITS ASCENSEURS PELVIENS

Comment procéder :

1. Restez dans la même position avec le bassin surélevé (comme dans l'exercice précédent).
2. Commencez à faire monter et descendre votre bassin, mais sans l'abaisser vers le sol.
3. Inspirez en descendant et expirez en remontant le bassin.

Remarque : il n'est pas nécessaire de faire les exercices rapidement, car la méthode Pilates contre le mur consiste à sentir les muscles et à les engager plus profondément.

Les avantages de l'exercice : renforcement des muscles fessiers, amélioration de la stabilité et de l'endurance.

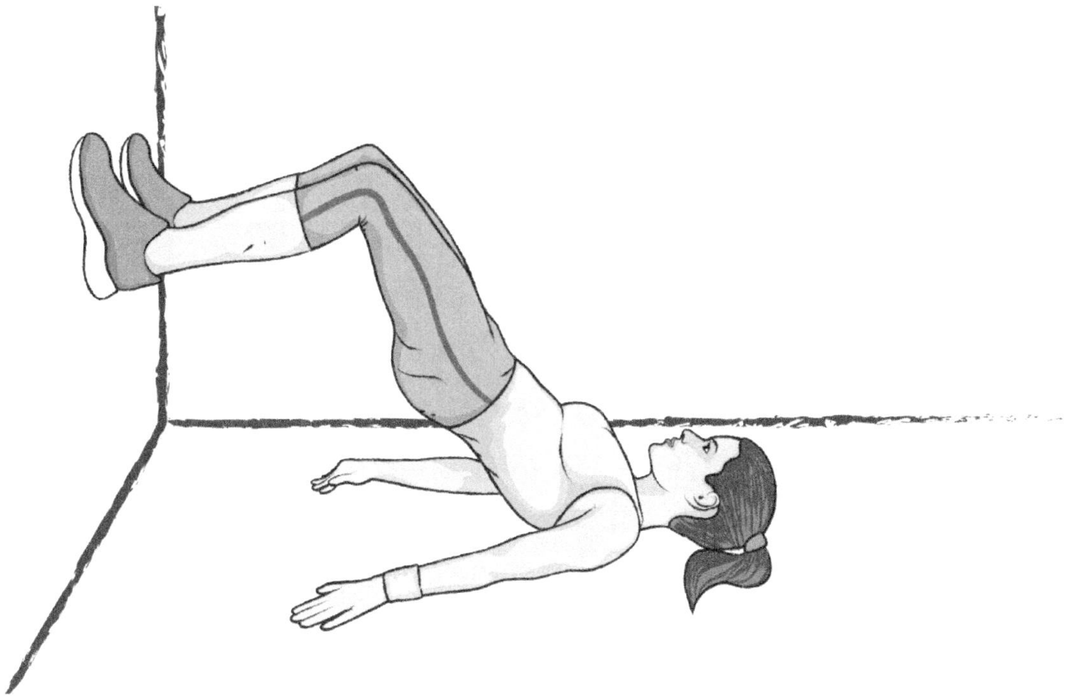

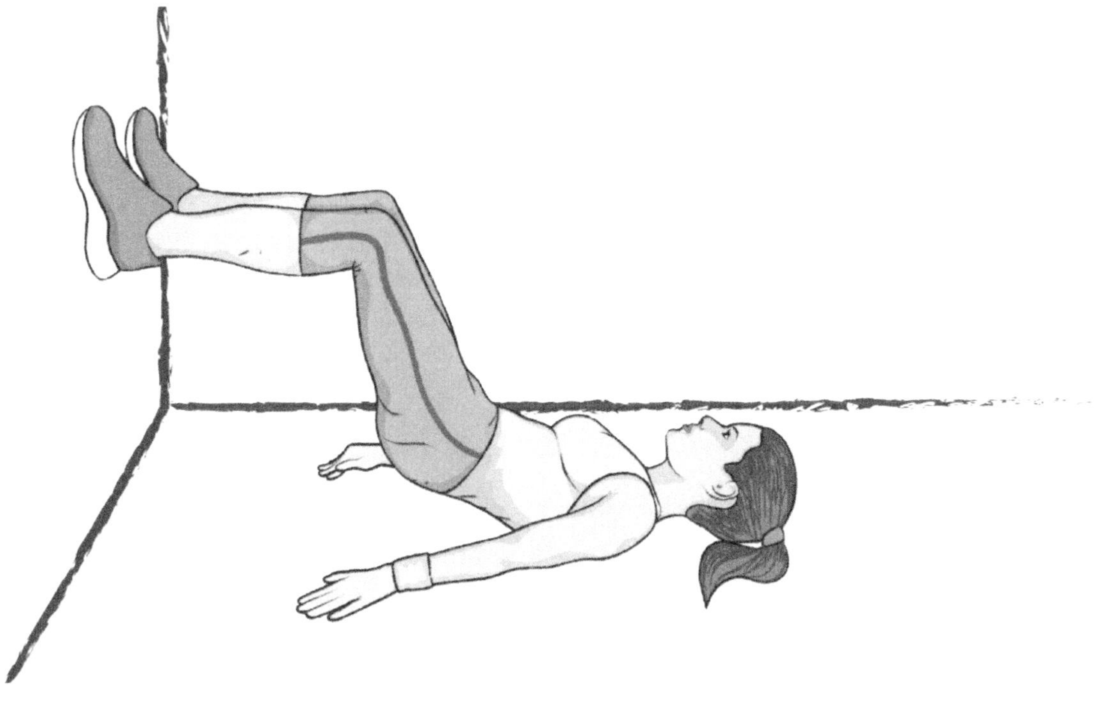

ÉTIREMENT DE LA JAMBE GAUCHE

Comment procéder :

1. Allongez-vous sur le sol et placez vos pieds sur le mur de façon à ce que vos genoux forment un angle d'environ 90°.
2. Tendez la jambe gauche vers le haut, en tirant du bout des doigts, et commencez à effectuer une abduction sur le côté gauche. Gardez les orteils rentrés et les muscles contractés en essayant de sentir l'intérieur de votre cuisse gauche.
3. Déplacez votre pied sur le côté aussi loin que possible.
4. Inspirez en levant la jambe et expirez en la déplaçant sur le côté.

Remarque : gardez le bas du dos bien appuyé sur le sol et les abdominaux serrés.

Les avantages de l'exercice : étirement des muscles des hanches et des jambes, ce qui contribue à améliorer la flexibilité et à réduire la tension dans les jambes ; travail des muscles des abdominaux et du dos, ainsi que des muscles fessiers.

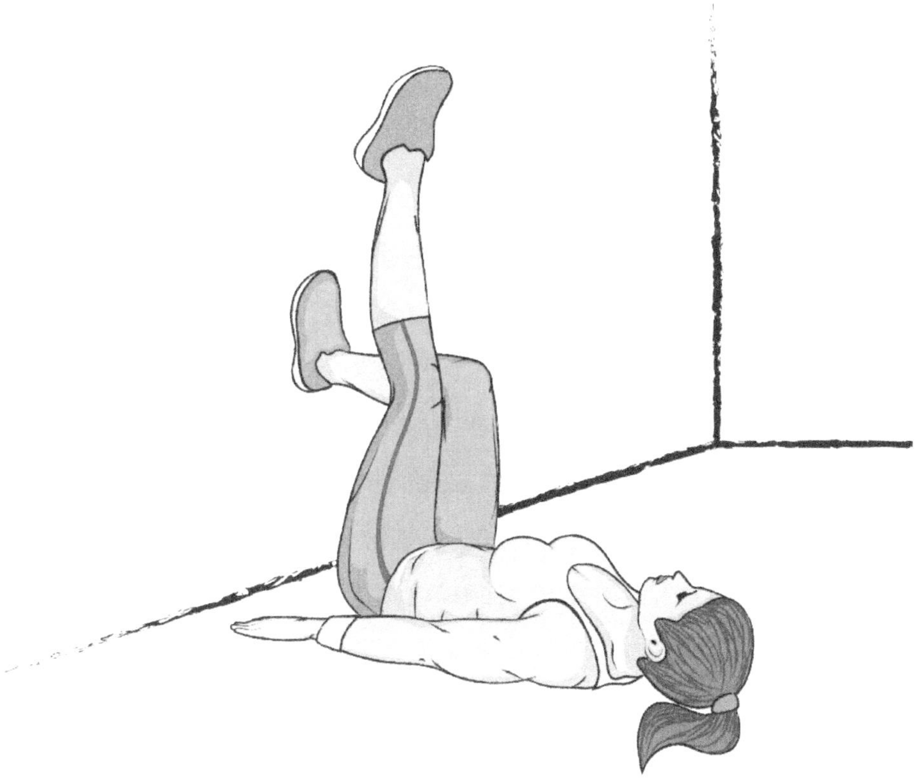

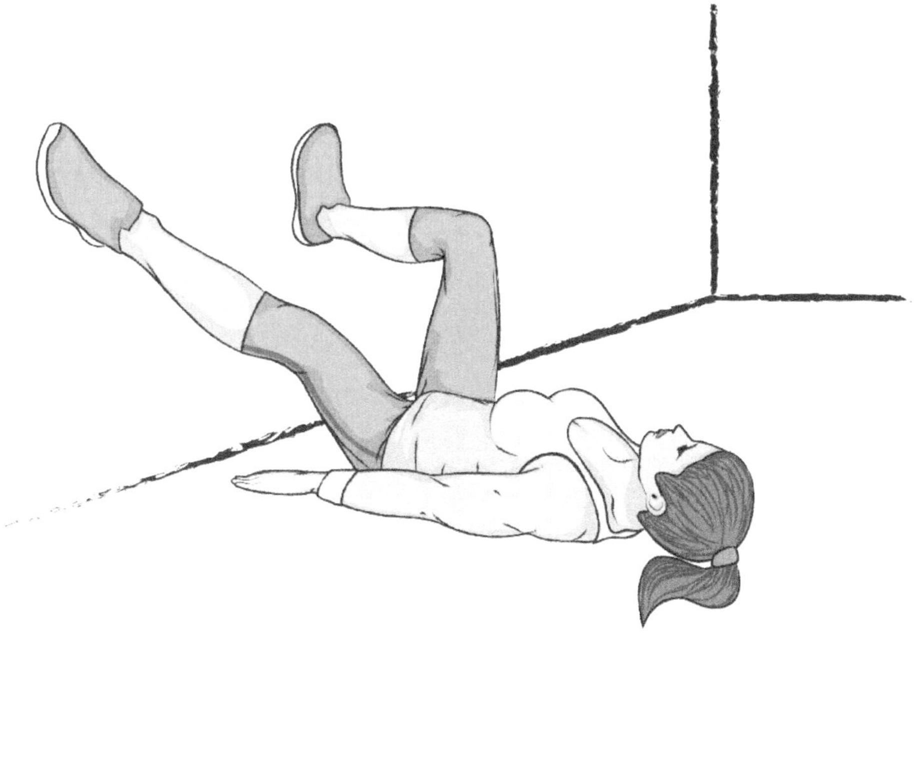

ÉTIREMENT DE LA JAMBE DROITE

Comment procéder :

1. Allongez-vous sur le sol et placez vos pieds sur le mur de façon à ce que vos genoux forment un angle d'environ 90°.
2. Tendez votre jambe droite vers le haut, en tendant le bout des doigts, et commencez à abducter votre jambe vers le côté droit.
3. Gardez les orteils rentrés et les muscles contractés en essayant de sentir l'intérieur de votre cuisse droite.
4. Déplacez votre pied sur le côté aussi loin que possible.
5. Inspirez en levant la jambe et expirez en la déplaçant sur le côté.

Remarque : gardez le bas du dos bien appuyé sur le sol et les abdominaux serrés.

Les bienfaits de l'exercice : étirement des muscles des hanches et des jambes, ce qui permet d'améliorer la souplesse et de réduire la tension dans les jambes ; travail des muscles des abdominaux et du dos, ainsi que des muscles fessiers.

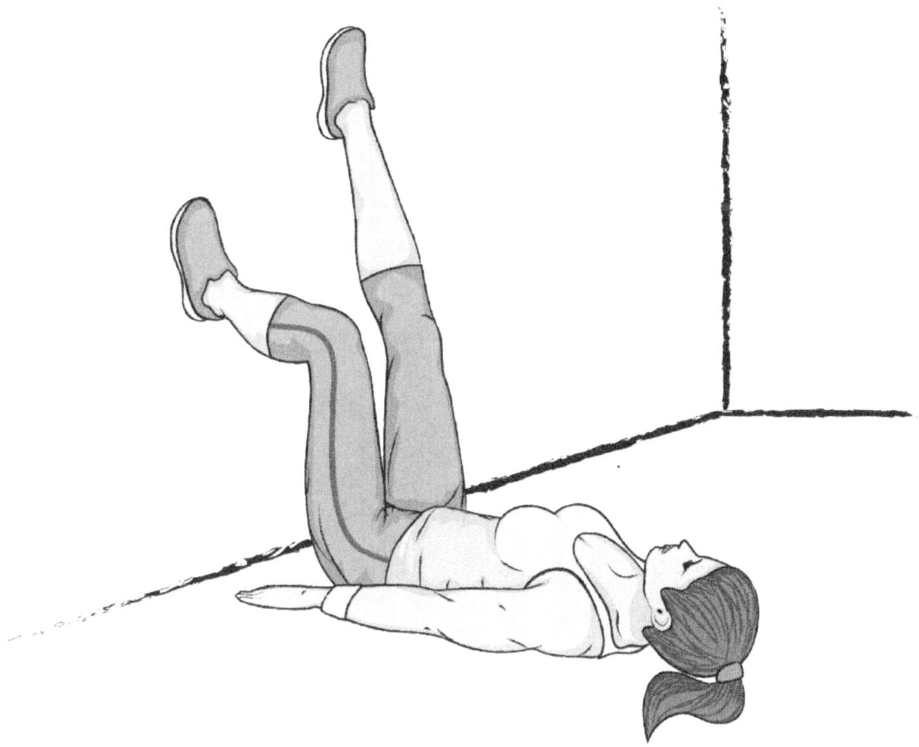

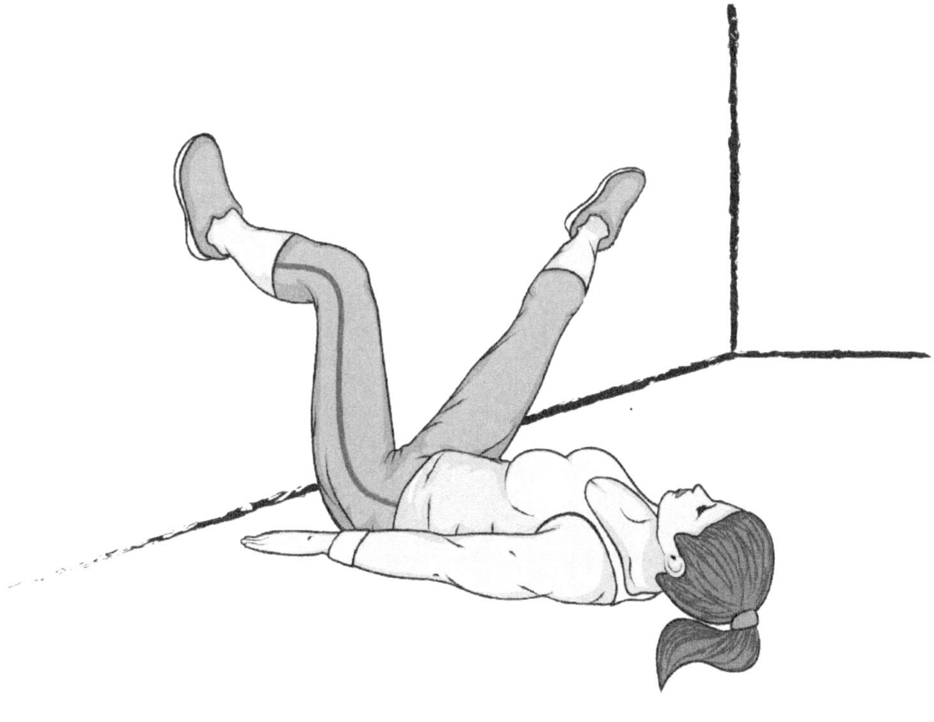

LEGS-UP CRUNCH

Comment procéder :

1. Allongez-vous sur le dos, placez vos jambes à un angle de 90°, les pieds contre le mur.
2. Tendez les bras au-dessus de la tête, les mains posées sur le sol.
3. Commencez par faire une légère torsion, en soulevant votre tête et vos épaules tout en abaissant vos mains sur le sol, près de vos hanches.
4. Expirez en soulevant la tête et inspirez en l'abaissant jusqu'à la position de départ sur le sol.

Remarque : il est très important que le bas du dos soit bien appuyé sur le sol pendant toute la durée de l'exercice. Et pour aller un peu plus haut dans le virage, appuyez fortement vos talons sur le mur.

Les bienfaits de l'exercice : renforcement des muscles abdominaux (abdos) et amélioration de la souplesse.

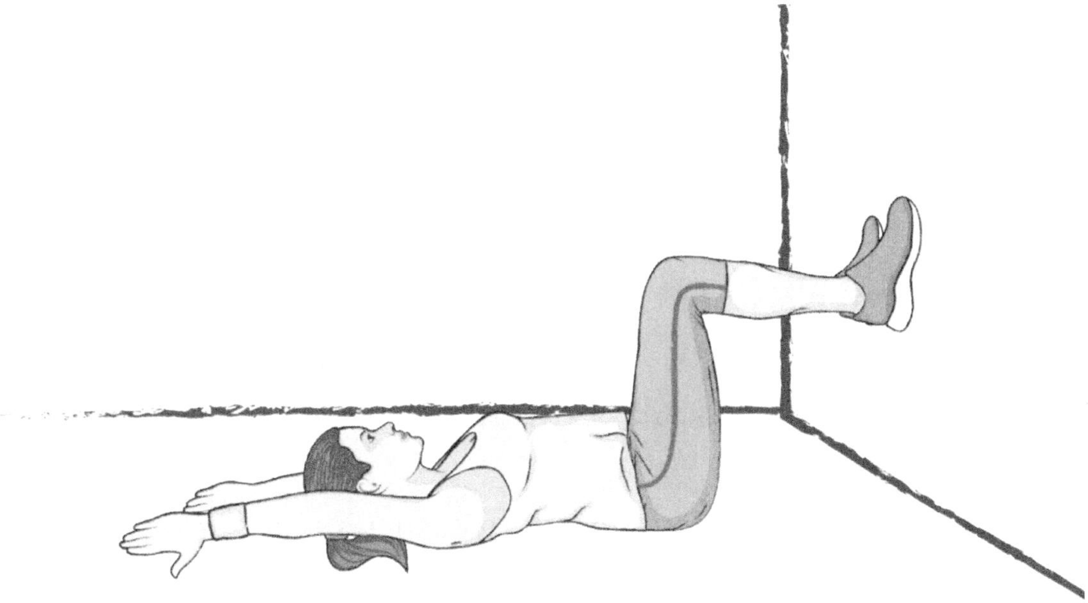

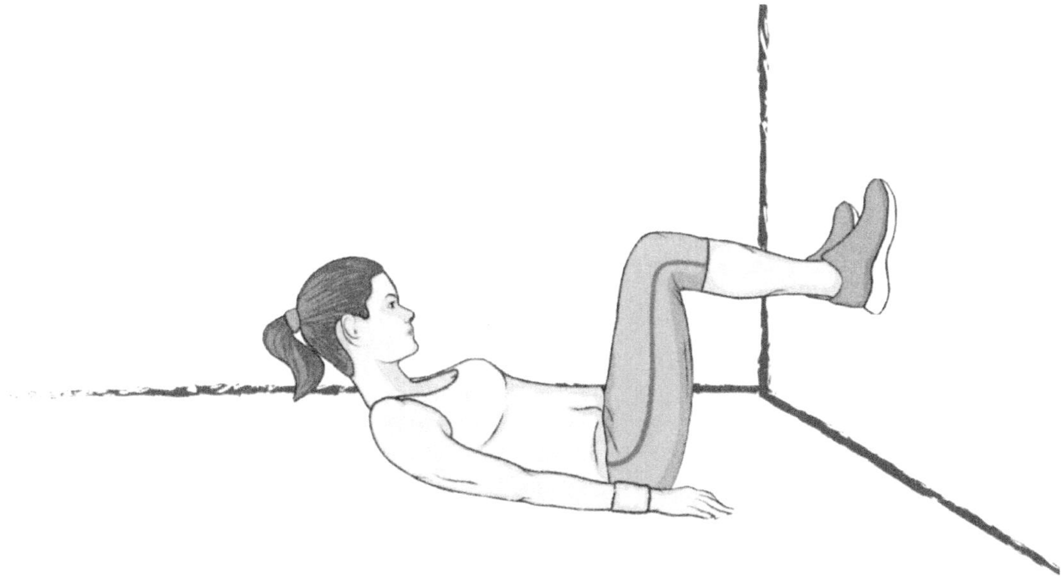

ÉTIREMENT DU COBRA MURAL

Comment procéder :

1. Allongez-vous sur le tapis, face au sol, la poitrine en contact avec le tapis, les genoux appuyés contre le mur, les tibias appuyés contre le mur.
2. Les bras sont pliés au niveau de la poitrine, les paumes reposant sur le sol.
3. Dans cette position, soulevez votre poitrine et votre tête, en vous aidant de vos mains.
4. Expirez par le nez en levant la tête et inspirez en redescendant.

Les bienfaits de l'exercice : amélioration de la souplesse de la colonne vertébrale, entraînement des muscles du dos et des fesses ; amélioration de la posture et de la souplesse de l'ensemble du corps.

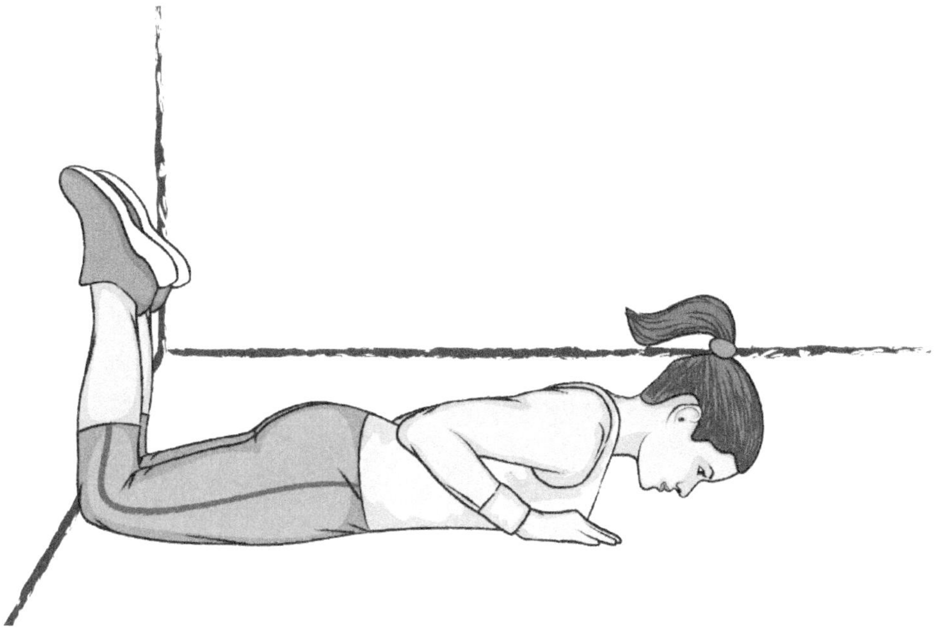

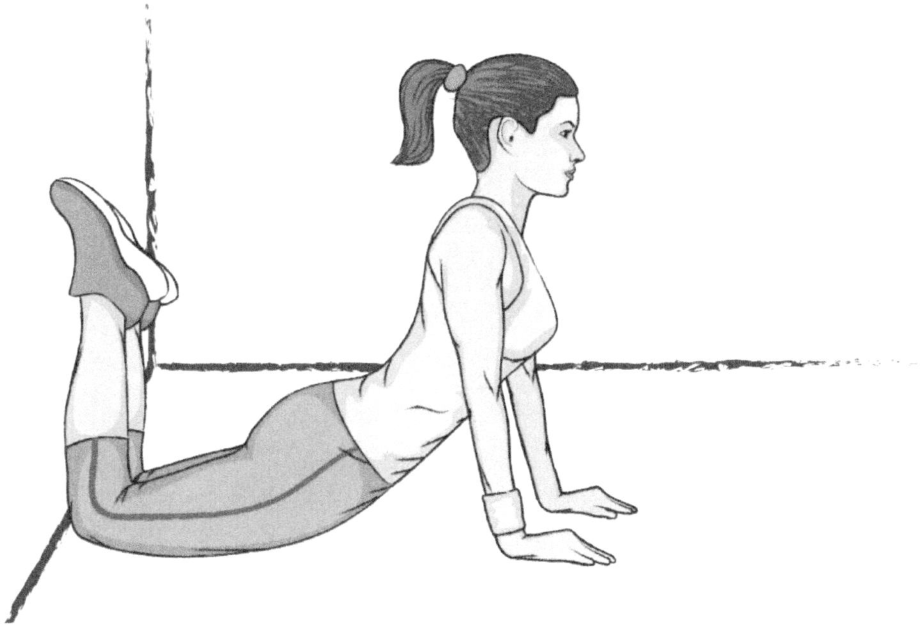

CRUNCH AVEC CONTACT DES ORTEILS

Comment procéder :

1. Debout face au tapis, les bras tendus sur le tapis et les pieds sur le mur.
2. En expirant, soulevez vos hanches et touchez votre cheville droite avec votre main gauche.
3. En inspirant, revenir à la position de départ.
4. En expirant, soulevez vos hanches et touchez votre cheville gauche avec votre main opposée (droite).
5. Puis, en inspirant, revenir à la position de départ.

Les bienfaits de l'exercice : entraînement des muscles abdominaux transversaux, des muscles des bras et des abdominaux inférieurs ; renforcement des muscles de l'ensemble du corps.

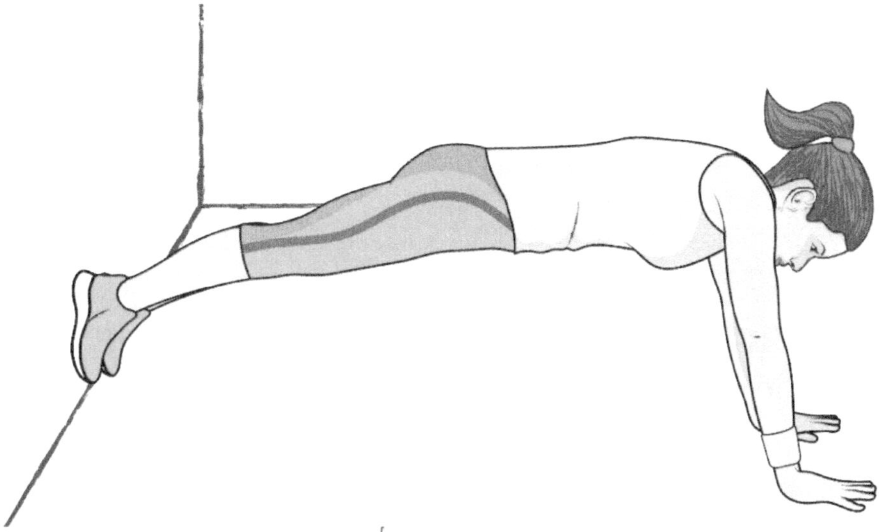

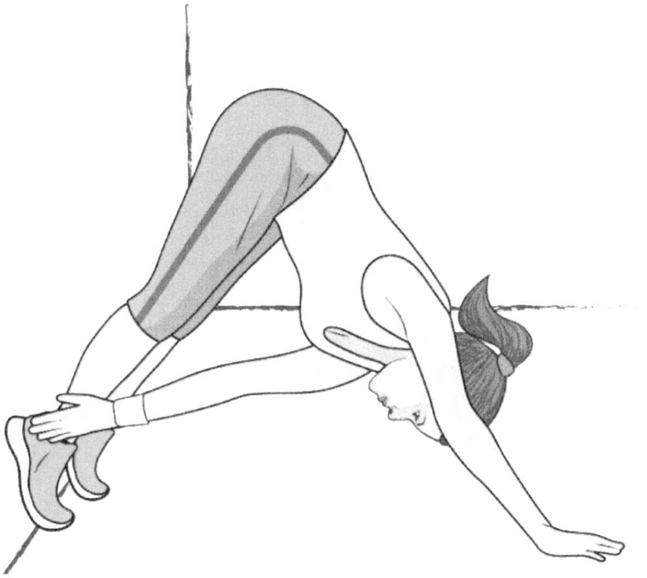

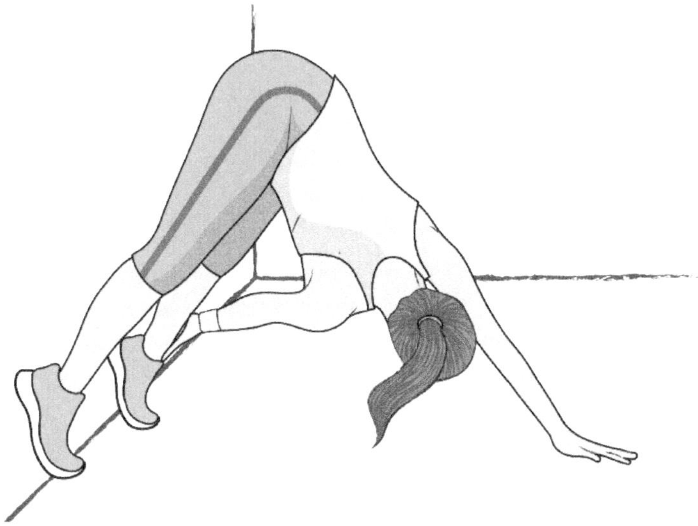

POMPES AU MUR

Comment procéder :

1. Placez-vous face au mur, à une courte distance.
2. Placez vos coudes à la largeur des épaules sur le mur, les paumes tournées vers le haut, comme indiqué sur l'illustration.
3. Lorsque vous appuyez vos bras sur le mur, redressez vos coudes de manière à ce que vos bras soient en position droite sur le mur. Il est important de ne pas décoller les talons du sol.
4. Revenez ensuite lentement à la position de départ, les coudes pliés sur le mur.
5. Expirez en poussant sur le mur et inspirez en revenant à la position de départ.

Les avantages de l'exercice : renforcement des muscles de la poitrine, de la ceinture scapulaire et des bras, augmentation de la force générale des bras.

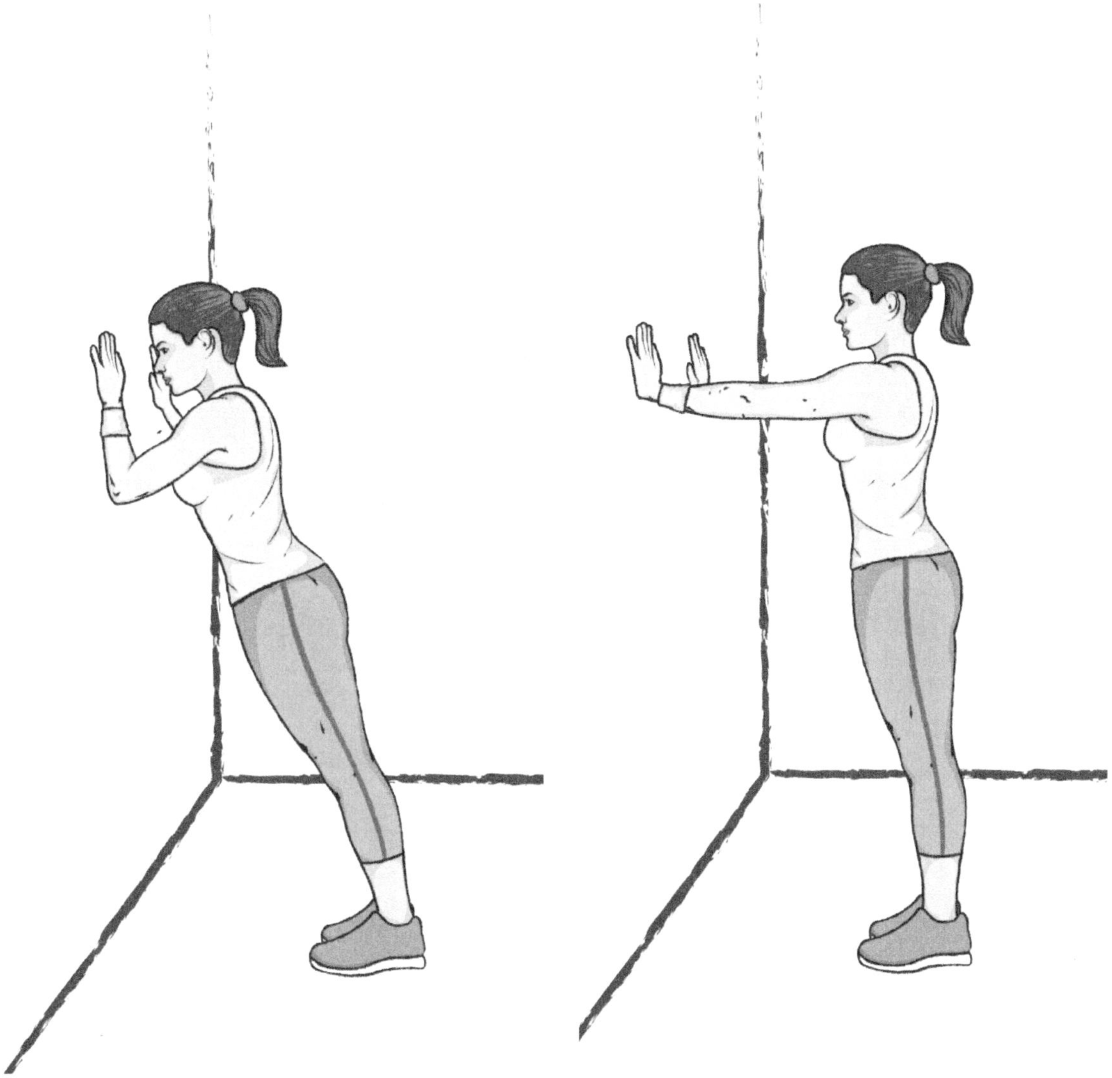

SOULÈVEMENT SUR LES ORTEILS

Comment procéder :

1. Placez-vous face au mur, à une distance correspondant à un petit pas. Placez vos bras devant vous, les paumes contre le mur pour vous soutenir.
2. Pliez les genoux à environ 90° et écartez les jambes autant que possible.
3. Inspirez - soulevez vos talons du sol, expirez - abaissez vos talons vers le sol.

Remarque : prenez appui sur le mur uniquement avec les mains.

Les bienfaits de l'exercice : renforcement des muscles des cuisses et des fesses, le bas du corps devient mince et tonique.

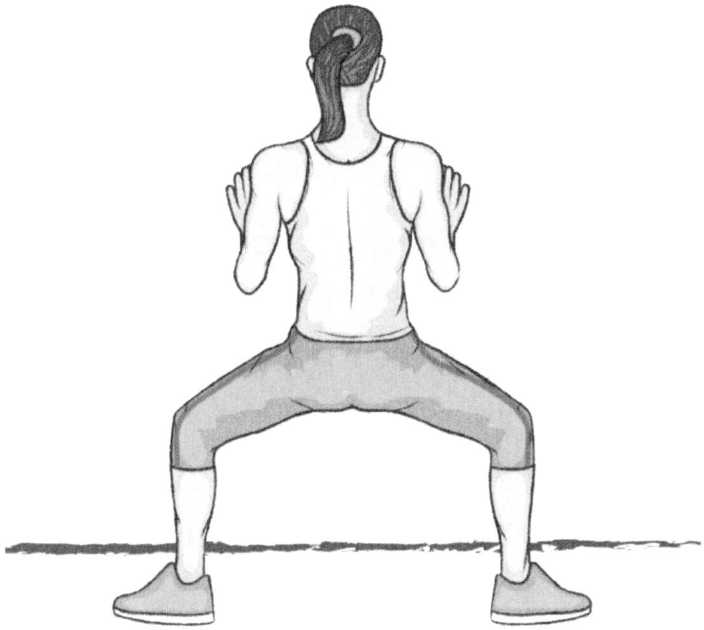

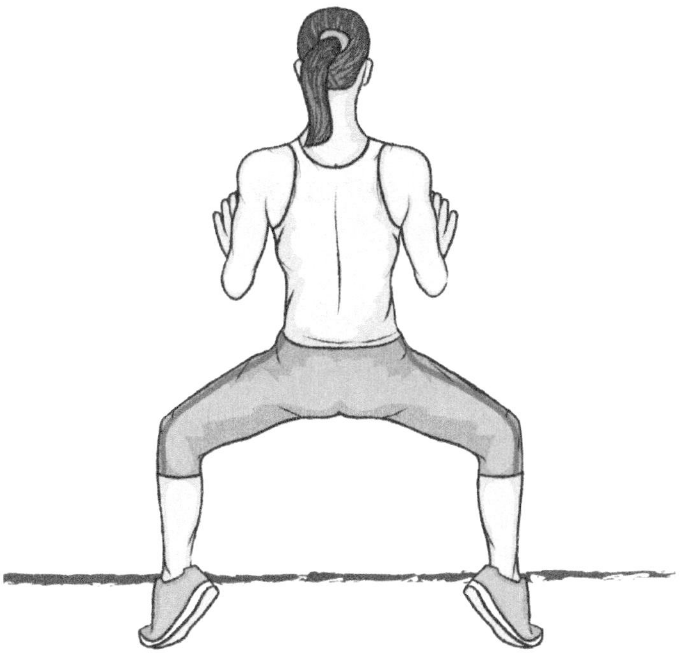

SQUAT FRACTIONNÉ AU MUR

Comment procéder :

1. Se tenir debout, dos au mur, à une distance d'un pas.
2. Placez votre pied gauche sur le mur derrière vous, à hauteur de vos hanches.
3. Gardez les mains jointes devant la poitrine.
4. Commencez à vous accroupir lentement, en transférant la majeure partie du poids de votre corps sur votre jambe droite, tandis que votre pied gauche est fermement appuyé contre le mur pour vous aider à garder l'équilibre.
5. Tendez la jambe droite pour revenir à la position de départ.
6. Expirez lorsque vous vous accroupissez et inspirez lorsque vous tendez le genou.

Répétez l'exercice pour la jambe gauche.

Remarque : il est normal de pencher le corps vers l'avant ; plus vous vous penchez vers l'avant, plus vos fessiers travaillent.

Les avantages de l'exercice : développe les muscles des jambes, renforce les abdominaux et le sens de l'équilibre ; l'exercice augmente l'endurance et la force ; crée une charge sur les quadriceps et les muscles fessiers.

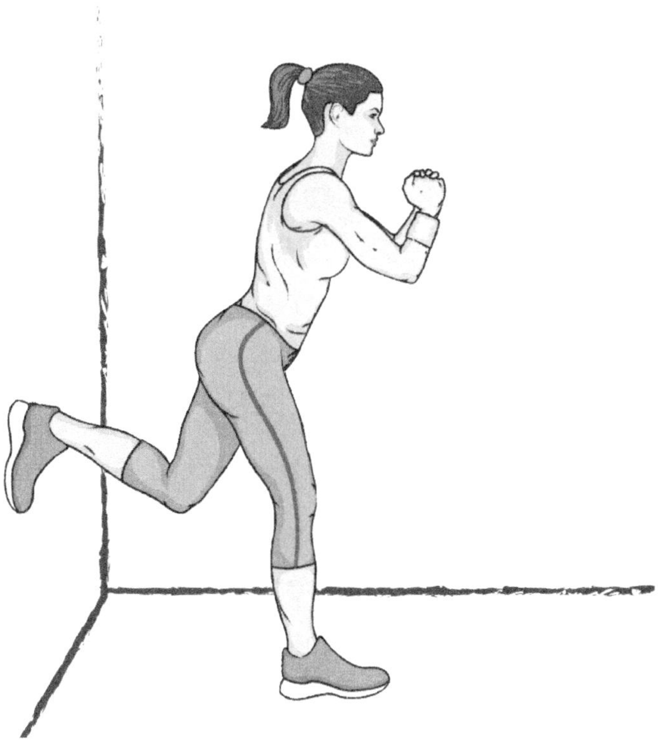

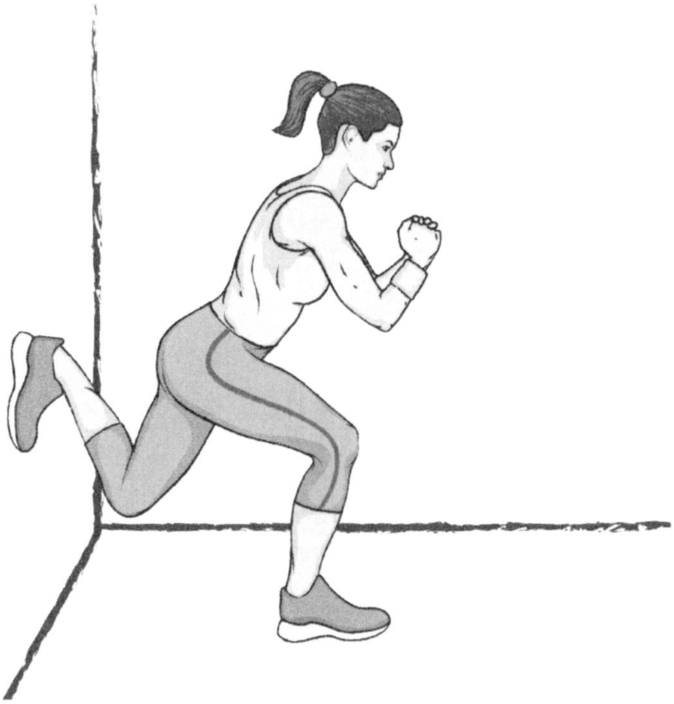

LÈVE-JAMBES MURAUX

Comment procéder :

1. Allongez-vous sur le tapis, les fesses complètement contre le mur. Gardez les jambes tendues vers le haut.
2. Les bras sont tendus, bien écartés, paumes vers le bas, pour donner une impression de soutien.
3. Déplacez ensuite les deux jambes ensemble vers la droite, puis vers la gauche, en gardant les mains sur le sol.
4. Respirez régulièrement et profondément tout au long de l'exercice. Expirez lorsque vous balancez vos jambes sur les côtés et inspirez lorsque vous déplacez vos jambes d'un côté à l'autre.

Les avantages de l'exercice : amélioration de la circulation sanguine, souplesse de la colonne lombaire et entraînement des muscles abdominaux inférieurs.

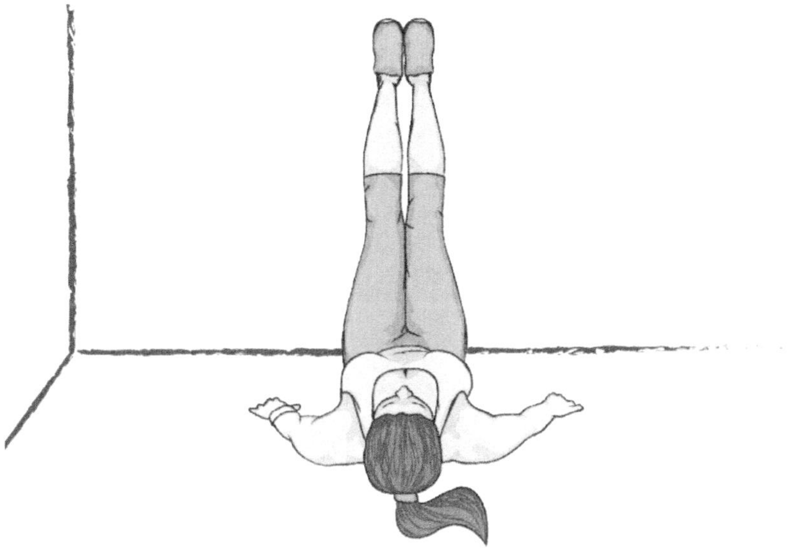

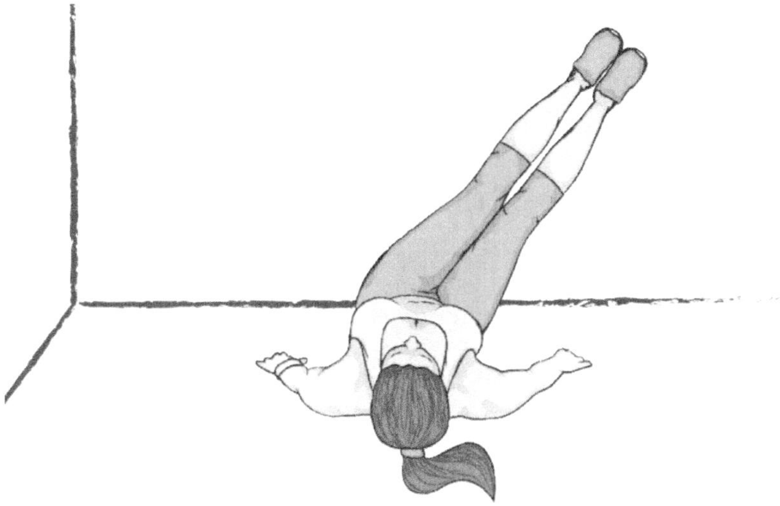

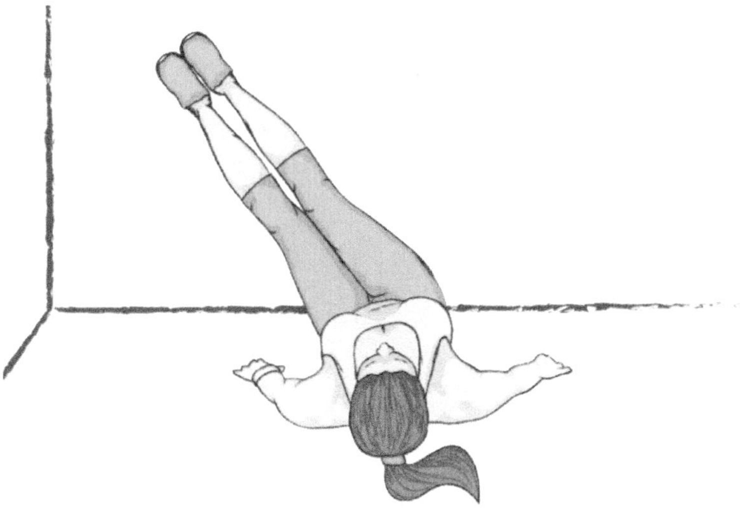

CISEAU MURAL

Comment procéder :

1. Allongez-vous sur le tapis, les fesses complètement contre le mur (voir l'image).
2. Les jambes sont relevées, serrées l'une contre l'autre.
3. Écartez ensuite les jambes le plus possible et éloignez vos orteils de vous (sur les côtés).
4. Maintenez cette position pendant 5 secondes.
5. Mettez vos pieds l'un contre l'autre en détendant vos muscles (position de départ).

Les avantages de l'exercice : tonification des muscles des cuisses et des adducteurs ; renforcement du plancher pelvien, activation de la circulation sanguine ; entraînement des abdominaux et de l'intérieur des cuisses.

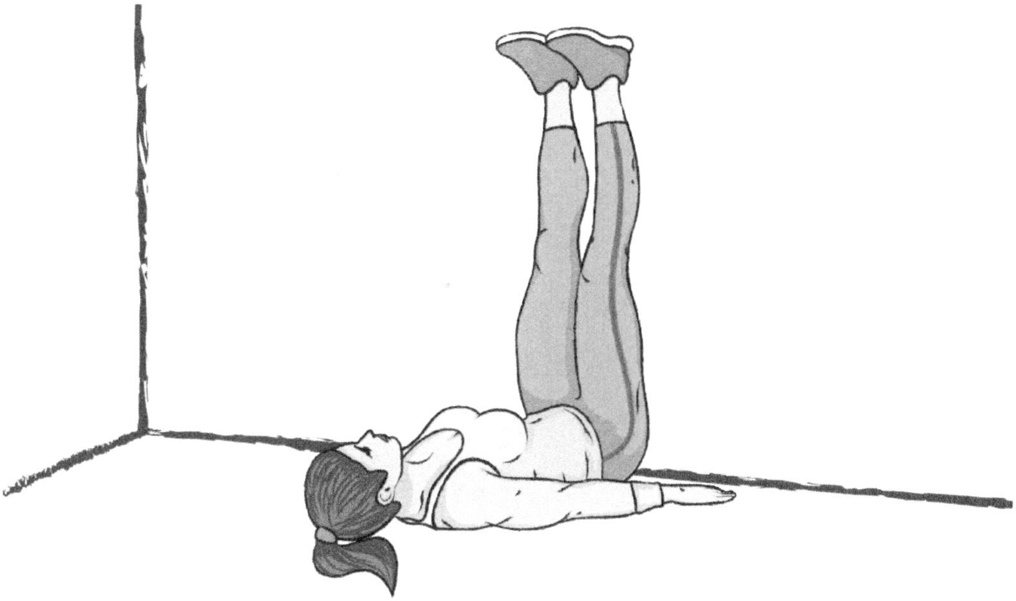

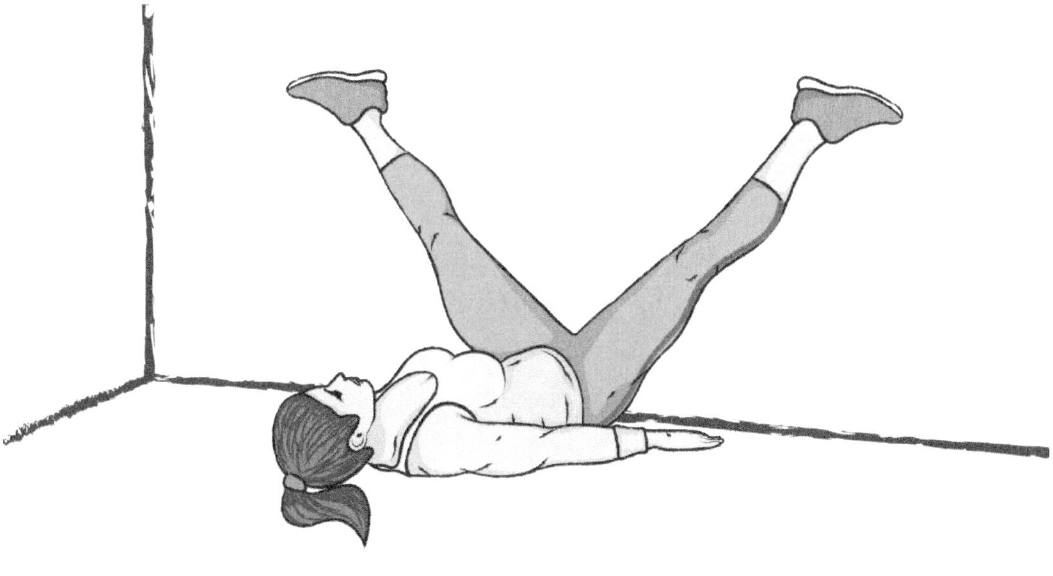

CARDIO

SQUATS MURAUX

Comment procéder :

1. Placez-vous dos au mur, à la distance d'un petit pas, les pieds écartés de la largeur des épaules.
2. Resserrez votre ventre.
3. Placez vos paumes sur le mur et glissez lentement le long du mur comme si vous étiez assis sur une chaise. Les cuisses doivent être parallèles au sol et les genoux former un angle de 90°. Appuyez également votre dos et votre tête contre le mur.
4. Respirez profondément : inspirez par le nez et expirez par la bouche. Vous sentirez tous les muscles de votre corps se contracter.
5. Maintenez la position pendant 10 à 15 secondes, puis revenez lentement à la position jambes tendues, en relâchant vos muscles.

Les avantages de l'exercice : renforcement des muscles fessiers et des quadriceps, amélioration de la force, de la stabilité et de l'équilibre.

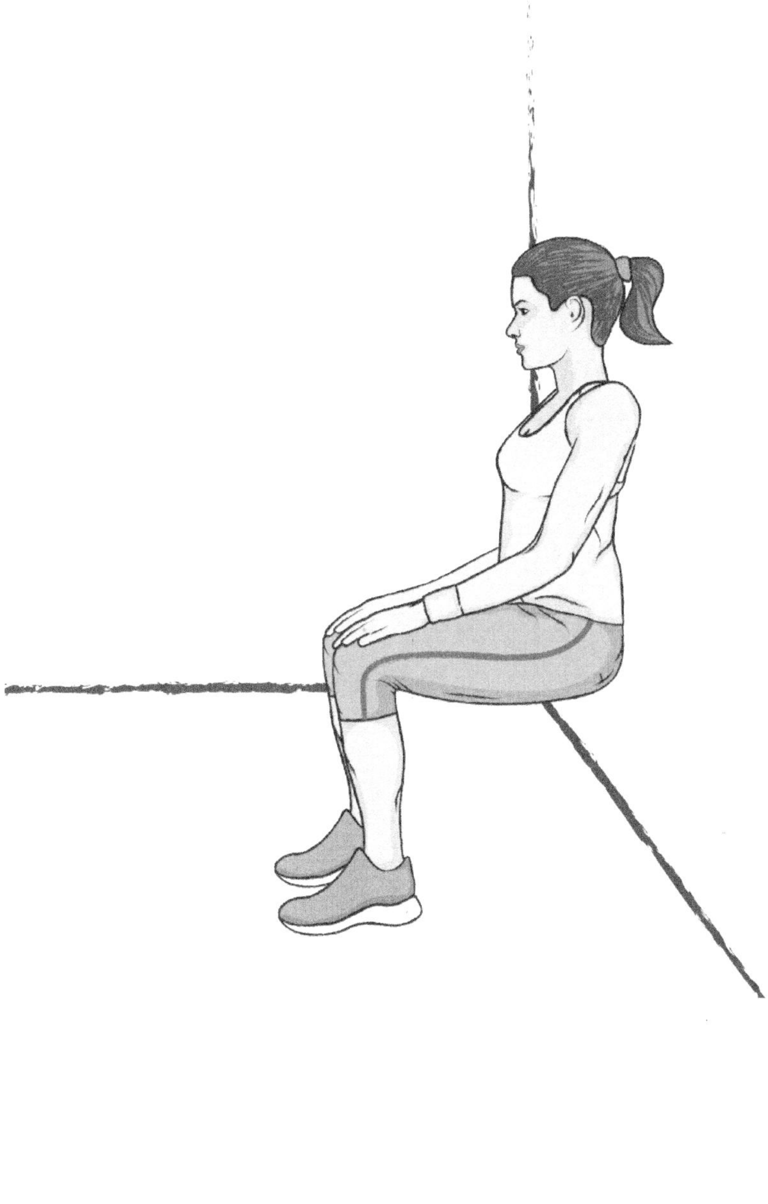

ASSIS SUR LE MUR, ÉLÉVATION DES TALONS

Comment procéder :

1. Commencez l'exercice en vous plaçant contre un mur en position accroupie. Les mains sur le mur, le dos appuyé contre le mur.
2. Soulevez vos talons, en déplaçant votre poids vers l'avant de vos pieds, tout en levant les bras. Inspirez pendant ce mouvement.
3. Lorsque les talons sont levés aussi haut que possible, vous pouvez prendre une courte expiration.
4. Puis descendez lentement les bras et les talons vers le sol tout en inspirant (position de départ).

Remarque : il est important d'inspirer pendant les phases les moins pénibles du mouvement (montée du talon) et d'expirer pendant les phases les plus pénibles (descente du talon). Il s'agit toutefois d'une approche généralement recommandée.
Soyez à l'écoute de votre corps et suivez un rythme respiratoire qui vous convient.

Les avantages : l'exercice est efficace pour renforcer les muscles des jambes et développer la stabilité du corps, il aide à améliorer l'équilibre et la coordination. Il est particulièrement utile pour les personnes qui passent beaucoup de temps à un bureau.

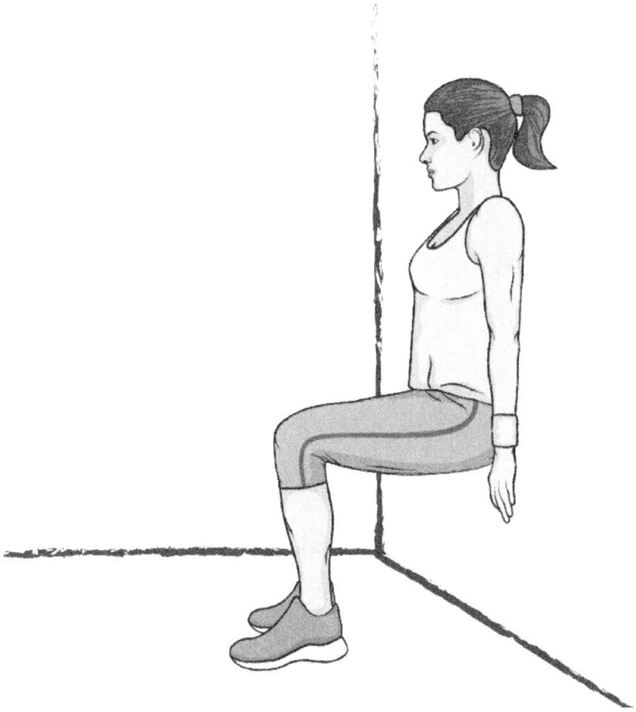

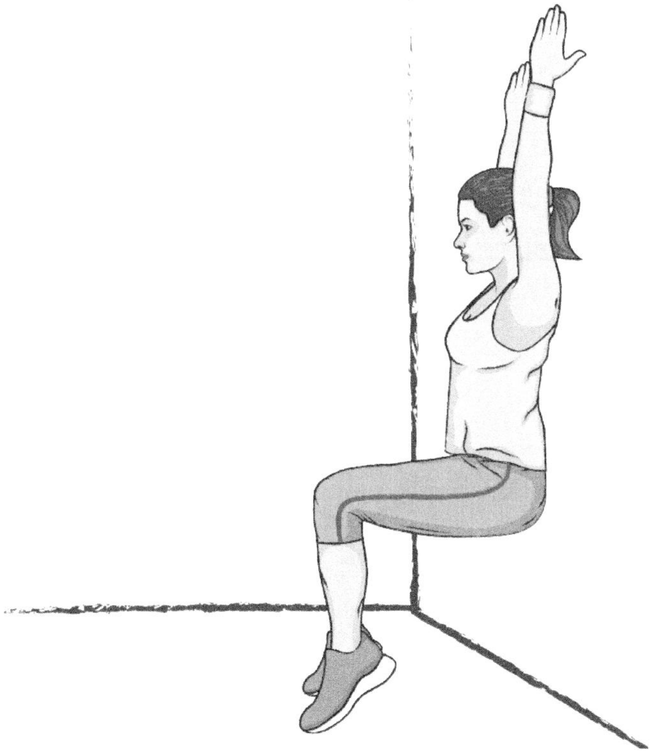

CHAT MURAL ÉTIRÉ

Comment procéder :

1. S'allonger sur le tapis, face au sol, en s'appuyant sur les coudes, pliés à un angle de 90°, les bras fermés devant soi.
2. Vous devez appuyer vos genoux contre le mur et presser vos tibias contre le mur.
3. Dans cette position, essayez de vous repousser avec les bras de façon à ce que vos bras soient tendus et que vos fesses touchent vos talons.
4. Revenez à la position de départ.
5. Expirez en soulevant les fesses et inspirez en vous abaissant jusqu'aux coudes.

Les bienfaits de l'exercice : l'exercice vise à étirer et à tonifier les muscles du dos, des parties supérieures, moyennes et inférieures ; à améliorer la flexibilité, à augmenter l'amplitude des mouvements ; à soulager les tensions dans les épaules et le cou.

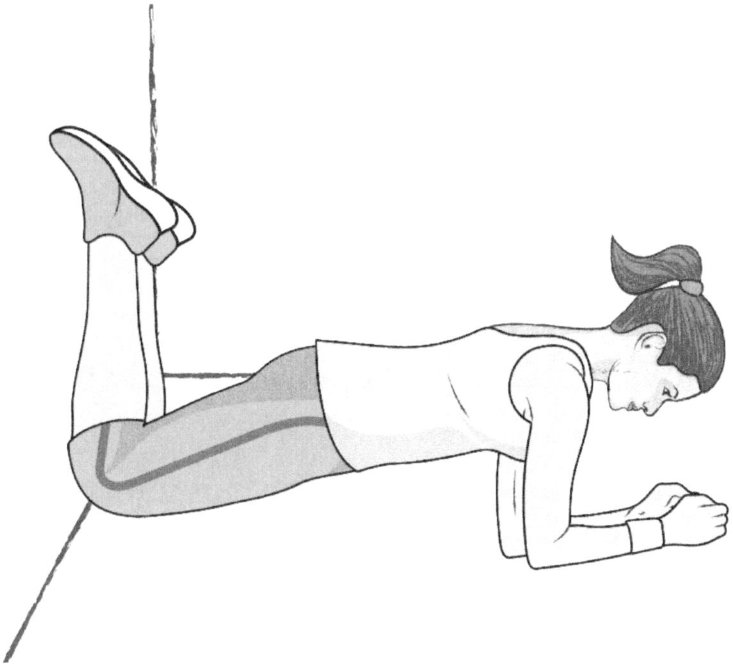

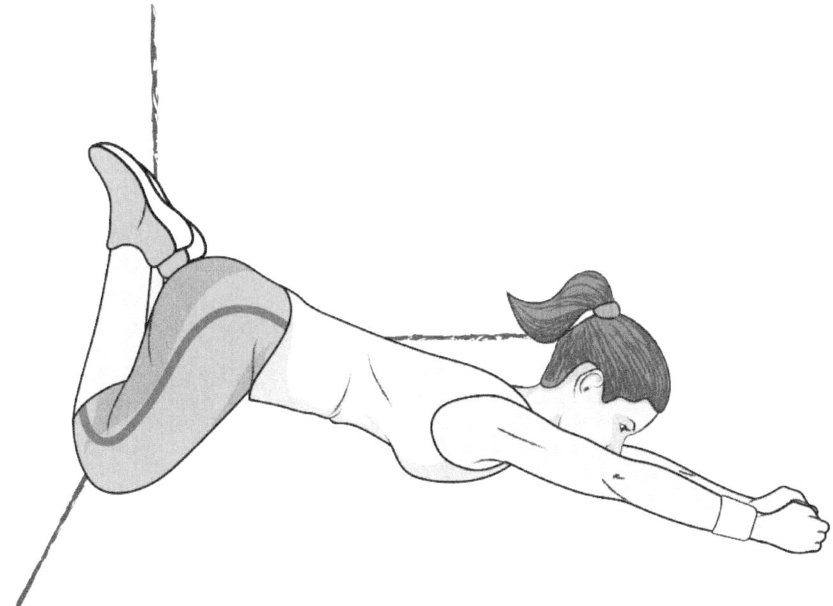

PLANCHE MURALE

Comment procéder :

1. Mettez-vous sur les coudes et les genoux. Les angles doivent être de 90° (voir l'illustration).
2. Maintenant, vous devez redresser votre jambe gauche et la presser contre le mur afin de pouvoir soulever votre autre jambe du sol et la presser contre le mur également.
3. Une fois que vous sentez bien l'appui, enlevez votre jambe droite et mettez-la contre le mur.
4. Dans cette position, vous devez tendre tout votre corps, maintenir la tension pendant 3 secondes, puis abaisser une jambe, puis l'autre.

Les avantages de l'exercice : renforcement des muscles abdominaux et des muscles centraux, en particulier le grand droit et le transverse de l'abdomen ; l'exercice active les muscles deltoïdes et les triceps ; maintien d'une bonne posture et augmentation de la force.

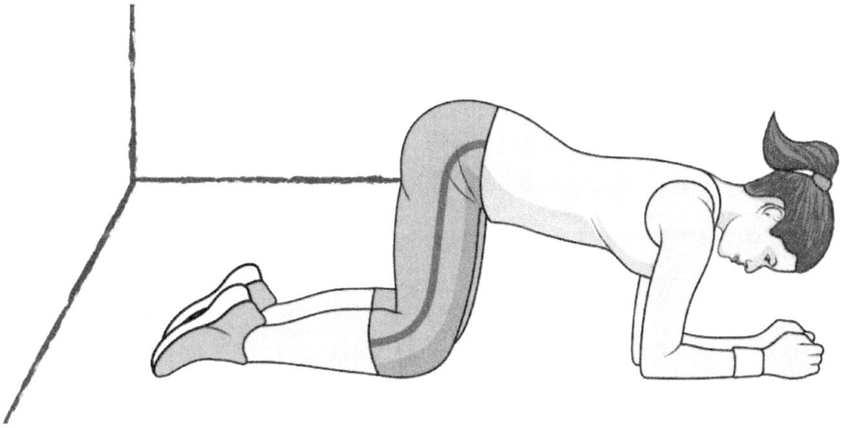

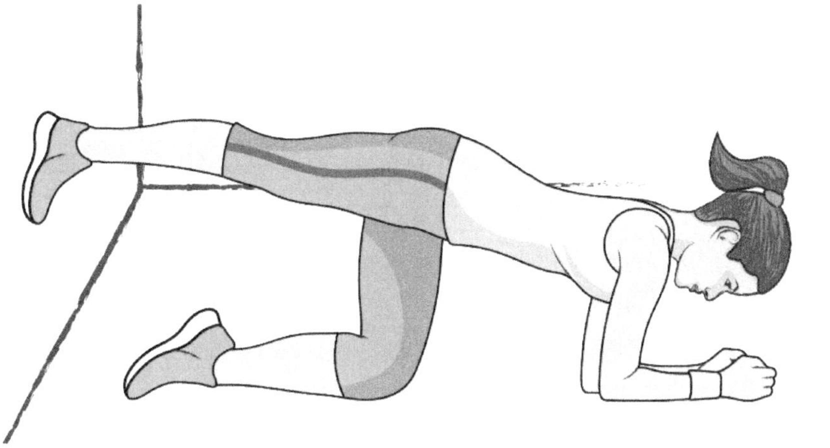

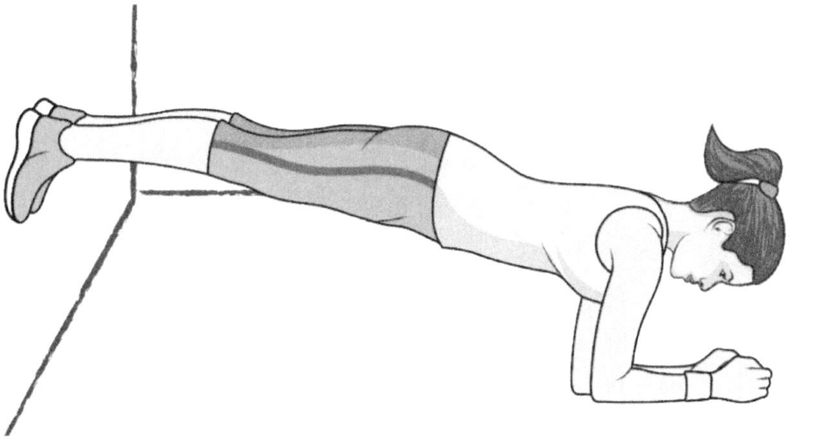

TAPPING MURAL

Comment procéder :

1. Position de départ : prenez appui sur vos paumes, les bras tendus, les genoux écartés de la largeur des épaules, pliés à un angle de 90°, le ventre serré (figure 1).
2. Inspirez, expirez et commencez à monter le long du mur (figure 2).
3. Maintenez cette position pendant 3 à 4 secondes (figure 3).
4. Revenez à la position de départ pendant 3 à 4 secondes.

Remarque : il est très important de veiller à ce que le tapis ne glisse pas vers l'avant lorsque vous montez sur le sol ; il doit s'agir d'une surface antidérapante.

Les bienfaits de l'exercice : renforcement et tonification de l'ensemble du corps, en particulier renforcement des muscles des bras et des épaules, amélioration de la posture.

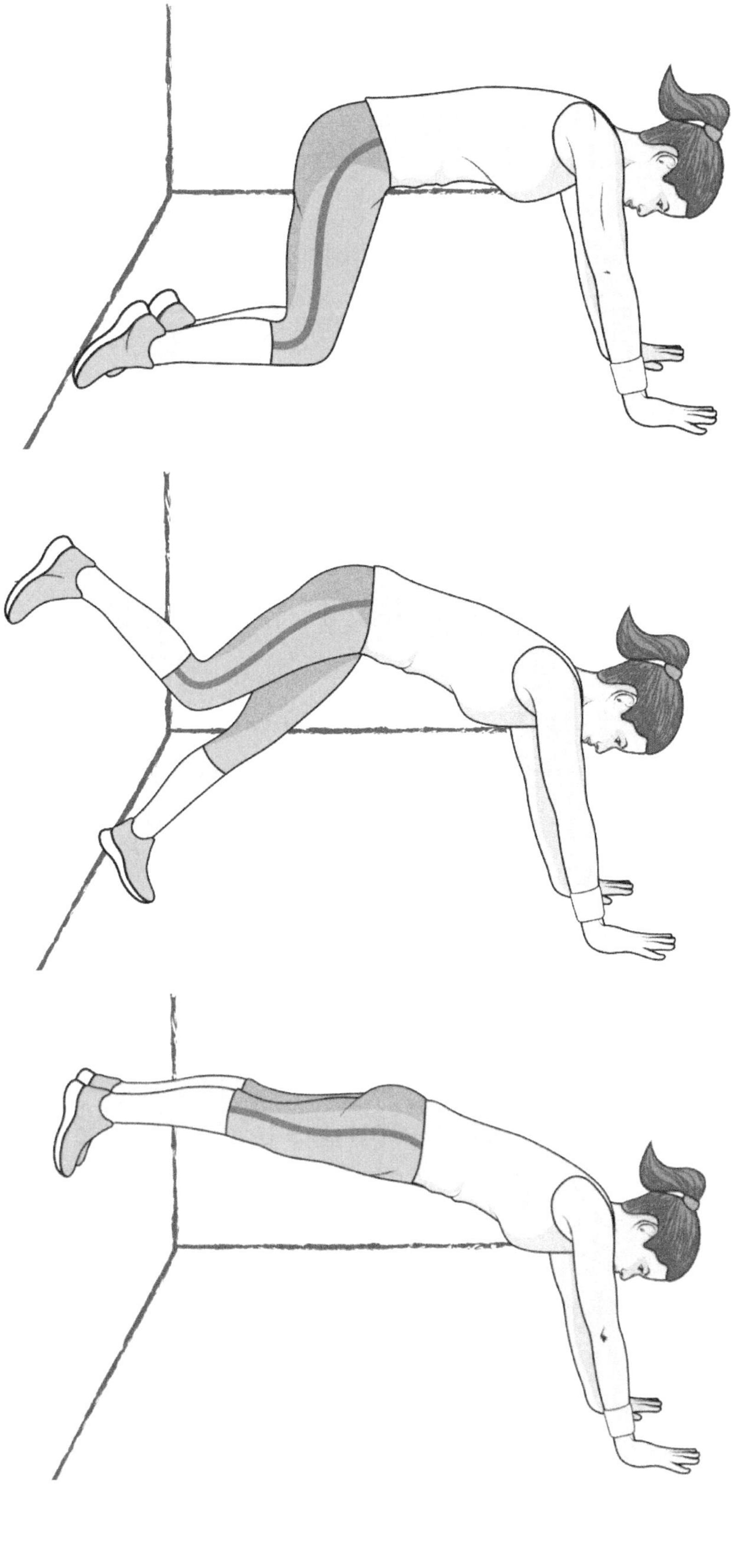

PRESSE ABDOMINALE MURALE

Comment procéder :

1. Allongez-vous sur le dos, les paumes des mains fermement appuyées contre le mur.
2. Jambes tendues, levées.

   Étape 1 : Contractez vos muscles abdominaux et abaissez doucement, sans à-coups, votre jambe droite sans toucher le sol, parallèlement au tapis, puis relevez-la jusqu'à la position de départ.
   Étape 2 : Descendez votre jambe gauche, toujours sans toucher le sol, et relevez-la.
   Étape 3 : Abaissez les deux jambes parallèlement au sol et relevez-les jusqu'à la position de départ.

3. Expirez lorsque vous descendez les jambes et inspirez lorsque vous les remontez.

Remarque : ne relâchez pas vos muscles abdominaux. Surveillez la position du bas du dos, il doit être appuyé sur le sol, c'est nécessaire pour assurer sa sécurité.

Les bienfaits de l'exercice : tous les muscles de la partie inférieure de la presse travaillent, ce qui améliore la tonicité et le relief ; renforcement des muscles des cuisses, amélioration de l'endurance.

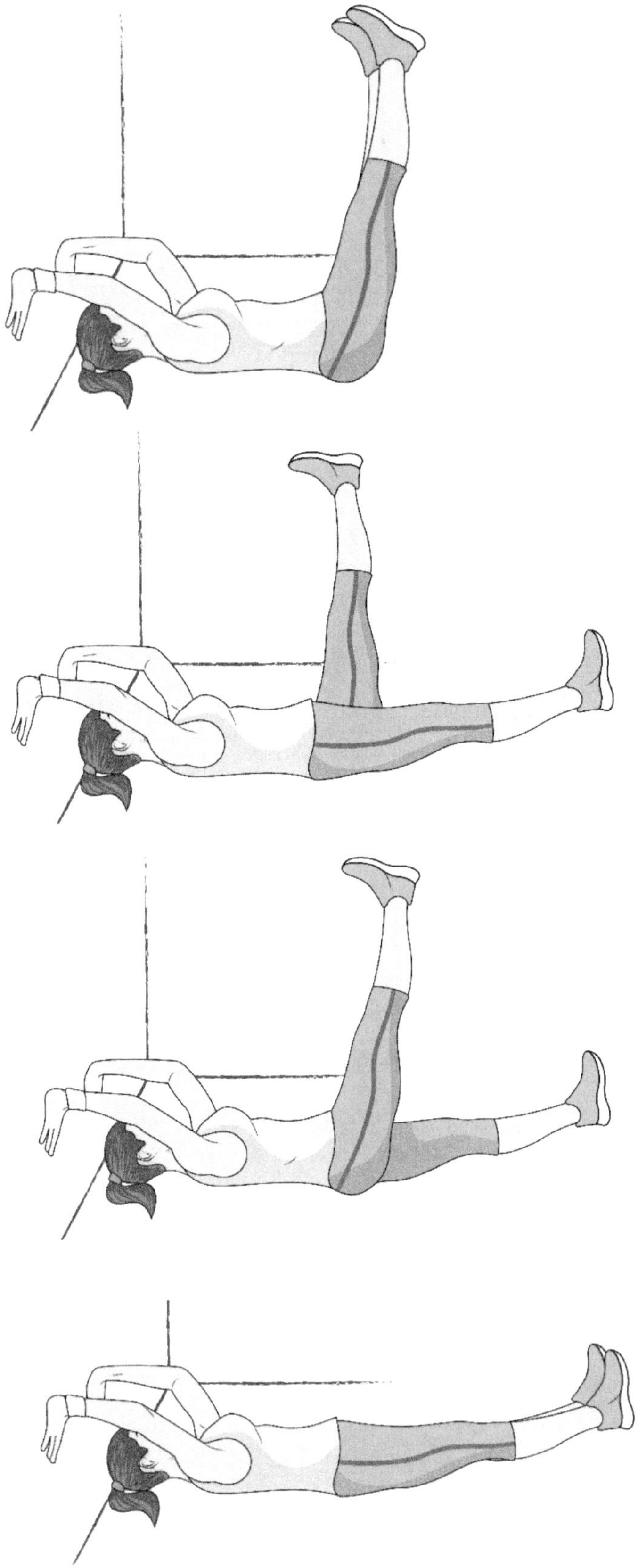

SQUATS FACE AU MUR

Comment procéder :

1. Placez-vous face au mur, les pieds légèrement plus larges que les épaules.
2. Écartez les pieds, les orteils reposant sur le mur. Joignez les mains derrière la tête.
3. Commencez à vous accroupir à un rythme lent, en descendant le plus bas possible.
4. Gardez vos genoux, votre poitrine et votre visage aussi près que possible du mur pendant toute la durée de l'exercice.
5. Expirez en vous accroupissant et inspirez en vous relevant.

Remarque : plus vous écartez les pieds et les genoux, plus l'intérieur des cuisses est sollicité.

Les avantages de l'exercice : activation des muscles fessiers et des cuisses ; augmentation de la force et de l'endurance ; renforcement et tonification des muscles des jambes et du dos.

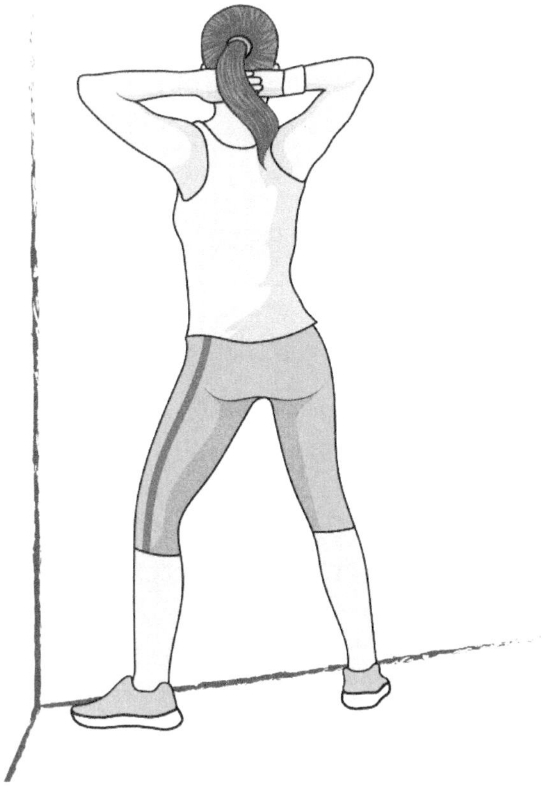

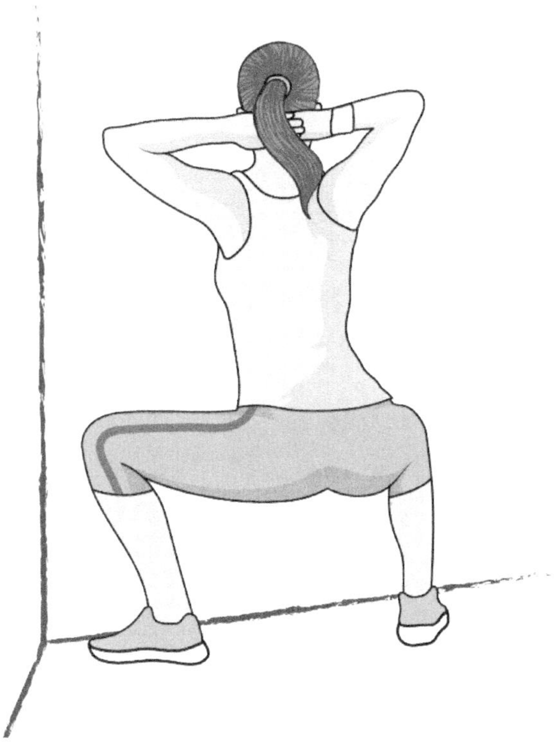

ASSIS SUR LE MUR À UNE JAMBE

Comment procéder :

1. Adossez-vous au mur, les genoux légèrement fléchis et les bras en bas.
2. Levez les bras et tendez la jambe gauche.
3. Maintenez cette position pendant 10 secondes (inspiration et expiration profondes et régulières).
4. Puis abaissez votre jambe et faites une pause de 10 secondes.
5. Tendez ensuite la jambe droite et maintenez-la pendant 10 secondes.

Les bienfaits de l'exercice : renforce et tonifie les fessiers, les quadriceps et les biceps, fait travailler les adducteurs/abducteurs des cuisses (intérieur de la cuisse), les mollets et les abdominaux.

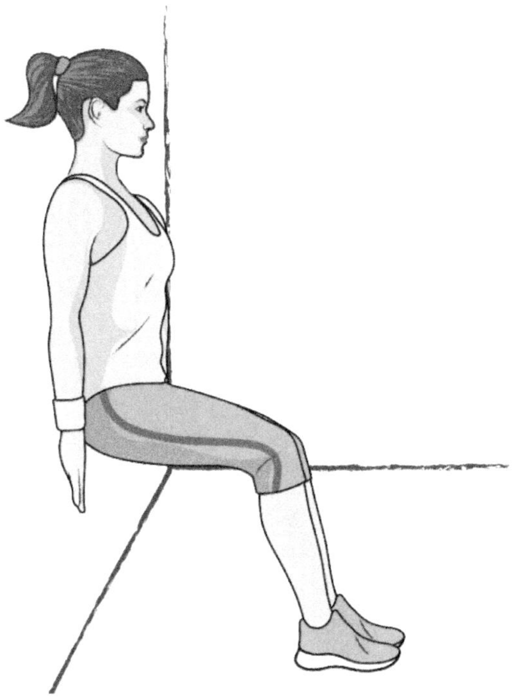

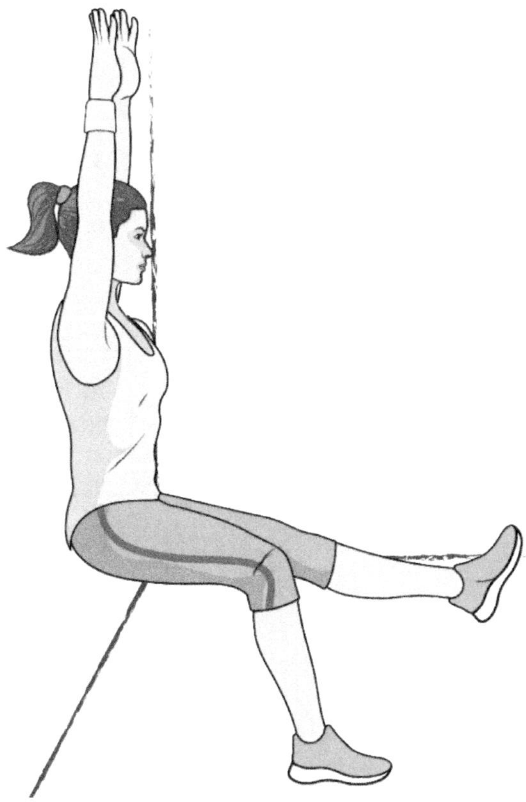

CORE

ÉLÉVATION MURALE DES JAMBES + COUP DE PIED ARRIÈRE

Comment procéder :

1. Placez-vous face au mur, les bras tendus devant vous, les paumes contre le mur. Les pieds sont écartés de la largeur des épaules (voir l'illustration).
2. En inspirant, soulevez votre jambe gauche et étendez votre genou devant vous aussi haut que possible tout en vous tenant sur vos orteils droits.
3. En expirant, abaissez votre jambe gauche et penchez-vous en arrière, en serrant les fesses et les abdominaux ; abaissez le talon de votre pied droit jusqu'au sol.
4. Faites cet exercice avec la *jambe droite*.

Remarque : il est important d'effectuer cet exercice lentement, en inspirant profondément par le nez et en expirant par la bouche. N'oubliez pas de contrôler votre dos - une flexion naturelle du bas du dos est autorisée, mais pas plus.

Les bienfaits de l'exercice : les muscles des cuisses, des fesses et de la partie inférieure des jambes sont activement travaillés et tonifiés, ce qui contribue à développer la force et l'endurance et à améliorer la coordination et l'équilibre.

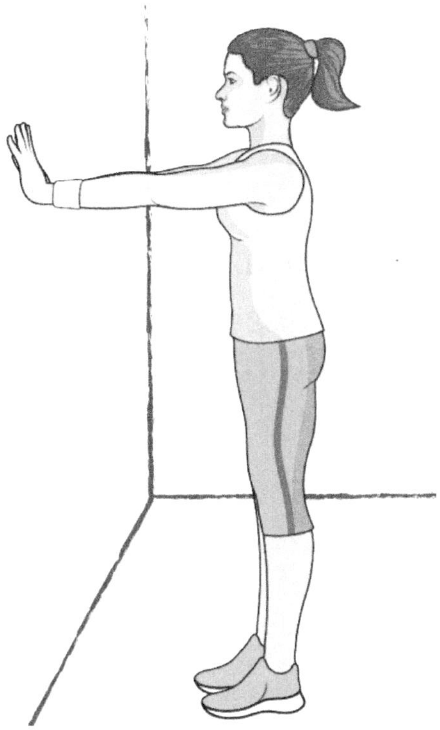

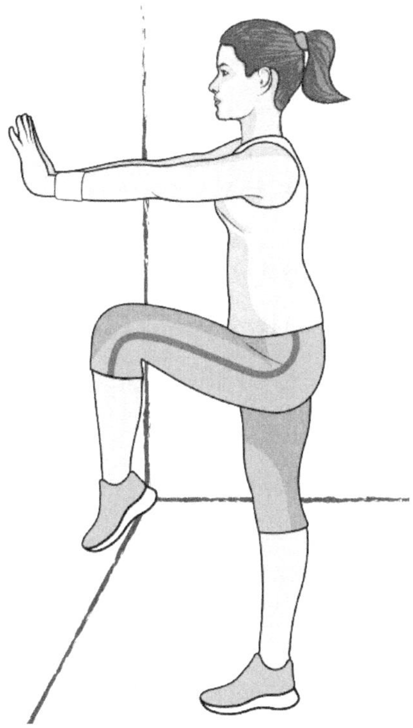

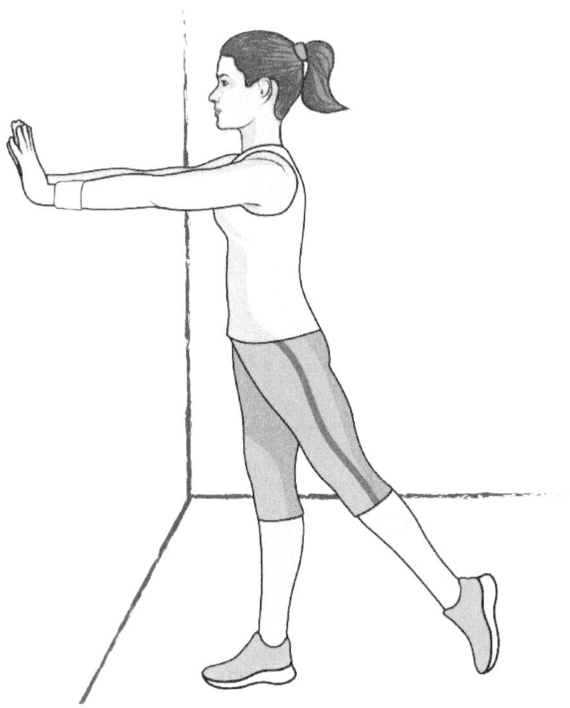

ANGLES MURAUX

Comment procéder :

1. Allez jusqu'à un mur et appuyez-vous contre lui.
2. Essayez de presser vos épaules contre le mur autant que possible.
3. Levez les bras et appuyez vos paumes contre le mur (voir illustrations).
4. En inspirant, levez les bras en les joignant au-dessus de votre tête.
5. Expirez - abaissez les bras vers le bas.

Remarque : essayez de ne pas décoller les mains du mur. Sentez votre dos, vos bras et vos épaules, et contractez également vos abdominaux.

Les bienfaits de l'exercice : amélioration de la posture et mobilisation des muscles profonds du dos ; soulagement des tensions dans le dos.

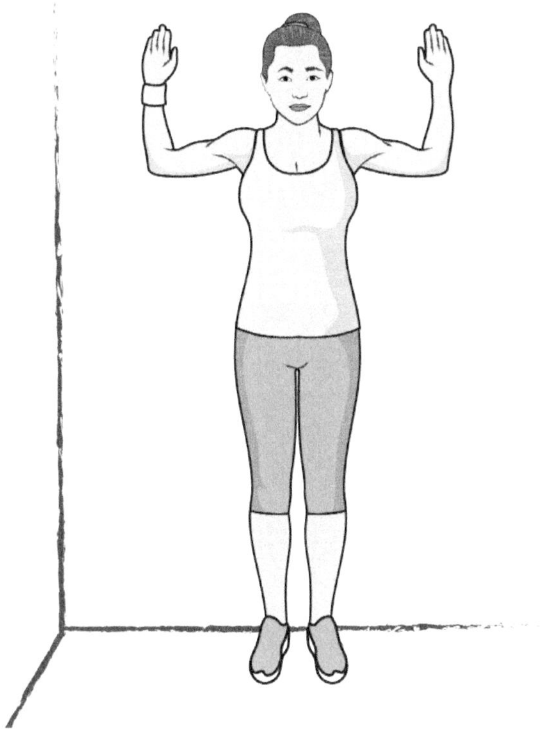

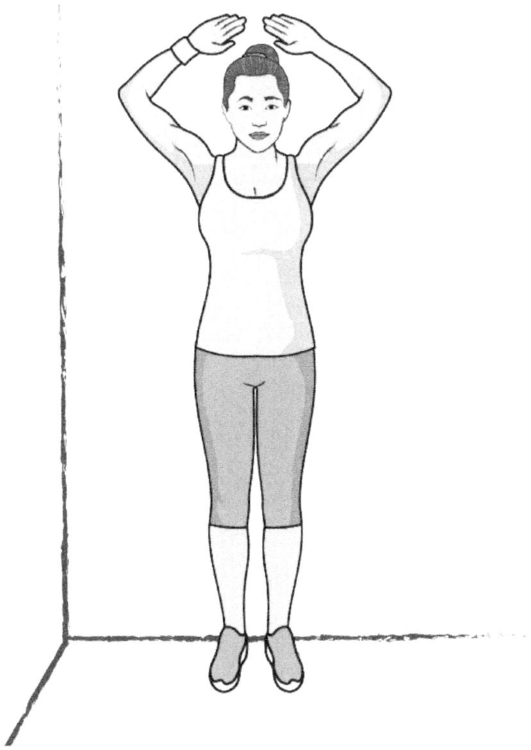

ROTATION DU TRONC EN POSITION ASSISE

Comment procéder :

1. Asseyez-vous bien droit, redressez vos jambes et votre dos en plaçant vos pieds contre le mur.
2. Commencez à tourner votre torse d'abord dans une direction, puis dans l'autre, en étendant votre bras droit aussi loin que possible.
3. Expirez en vous tournant vers la droite ou la gauche, en touchant le sol avec vos mains.
4. Inspirez en position médiane - lorsque vous êtes face au mur.

Les bienfaits de l'exercice : l'exercice active les muscles du visage et du dos, améliore la souplesse de la colonne vertébrale ; améliore la circulation sanguine dans les muscles et les articulations.

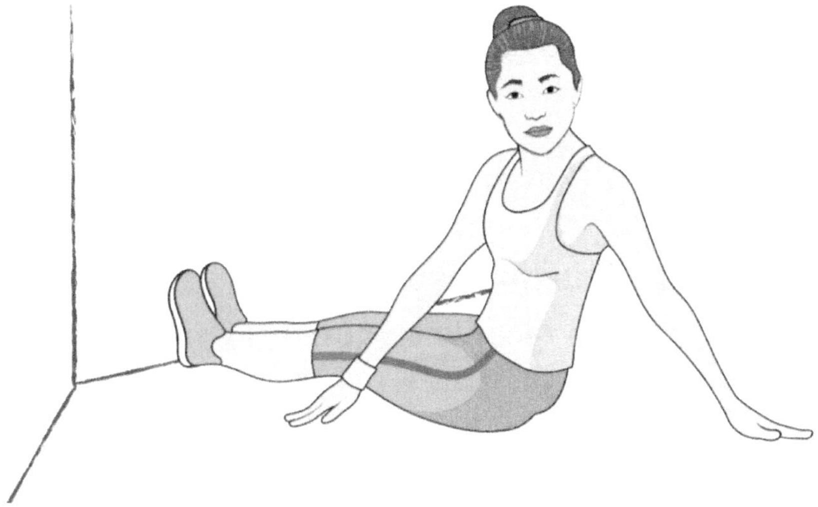

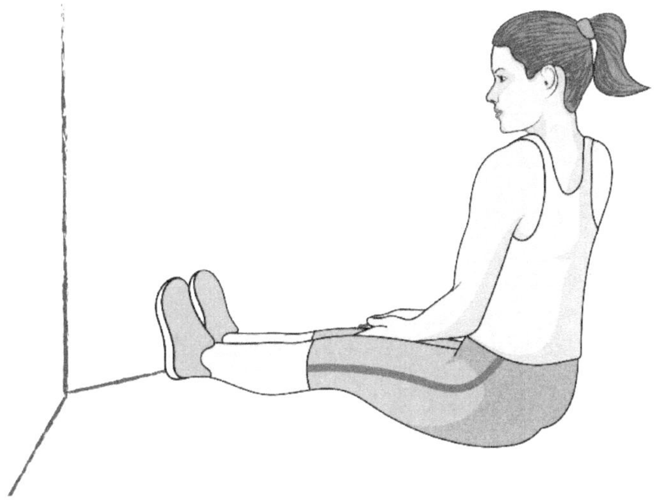

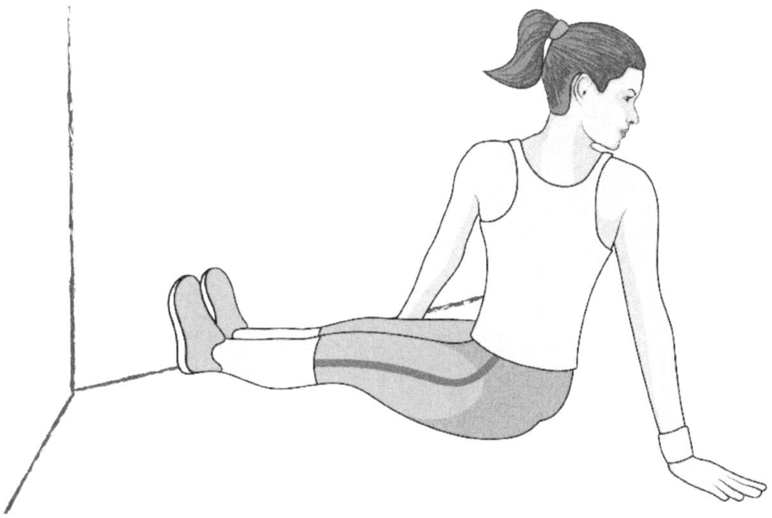

ABDOMINAUX SUR BICYCLETTE MURALE

Comment procéder :

1. Allongez-vous sur le dos, rapprochez-vous du mur et placez vos pieds sur le mur de façon à ce que vos genoux forment un angle de 90° (voir illustration).
2. Mettez les mains derrière la tête.
3. Commencez à tourner en diagonale, en touchant votre genou gauche avec votre coude droit.
4. Expirez en vous tordant et inspirez en abaissant votre corps sur le tapis (sol).
5. Faites ensuite cet exercice en touchant votre genou droit avec votre coude gauche.

Remarque : prenez votre temps et contrôlez chaque mouvement, essayez de sentir chaque muscle à chaque répétition.

Les avantages de l'exercice : renforcement du muscle grand droit de l'abdomen, développement des muscles internes du corps et sollicitation des muscles du haut du corps et des bras.

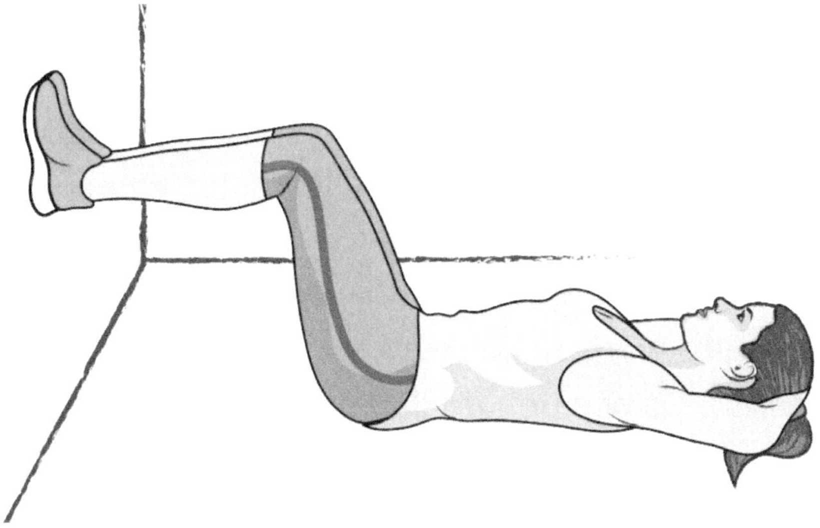

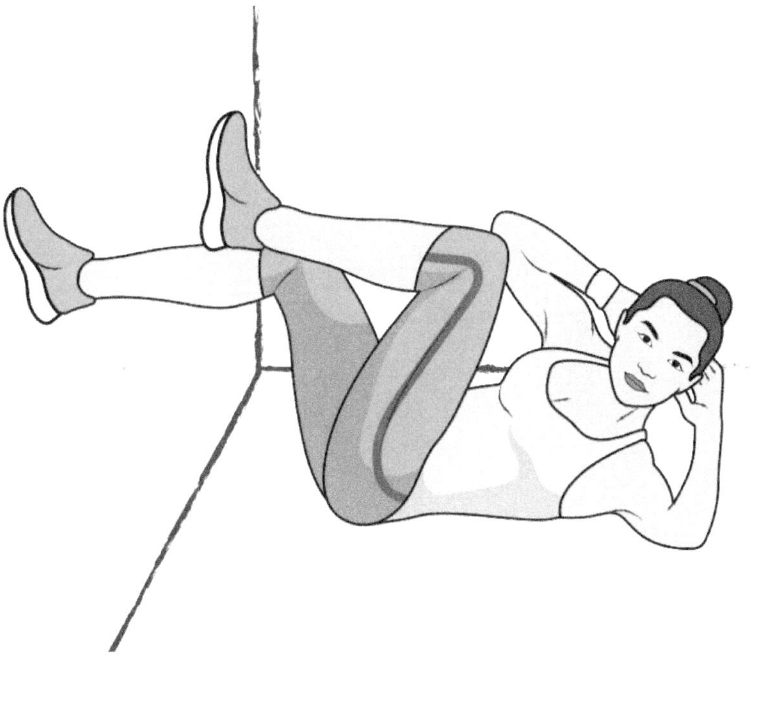

ABDOMINAUX AU MUR

Comment procéder :

1. Allongez-vous sur le tapis, les fesses complètement contre le mur (voir l'image).
2. Les jambes sont relevées et pressées l'une contre l'autre.
3. Les mains sont levées derrière la tête.
4. Essayez de toucher vos chevilles avec vos mains tout en gardant vos bras tendus et vos pieds sur le mur.
5. Revenez ensuite à la position de départ.
6. Expirez en vous levant et inspirez en vous abaissant sur le tapis.

Les bénéfices de l'exercice : tous les muscles abdominaux et dorsaux sont entraînés et tonifiés après avoir fait cet exercice.

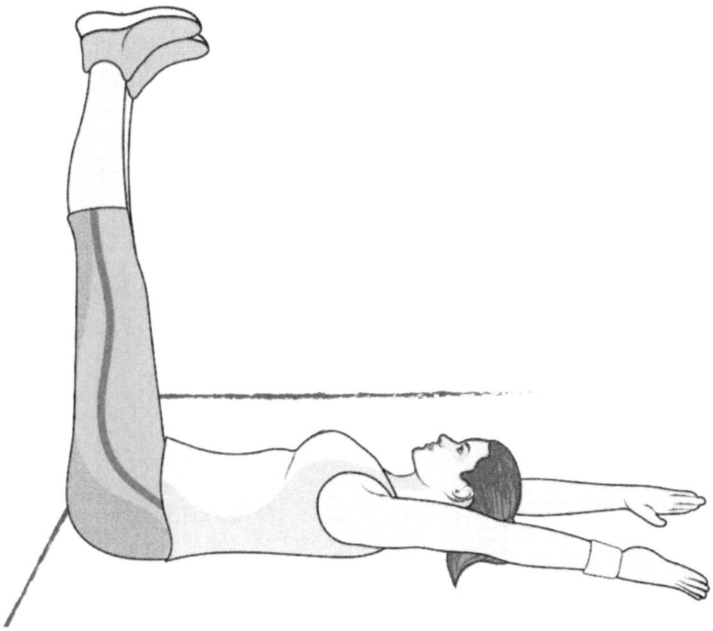

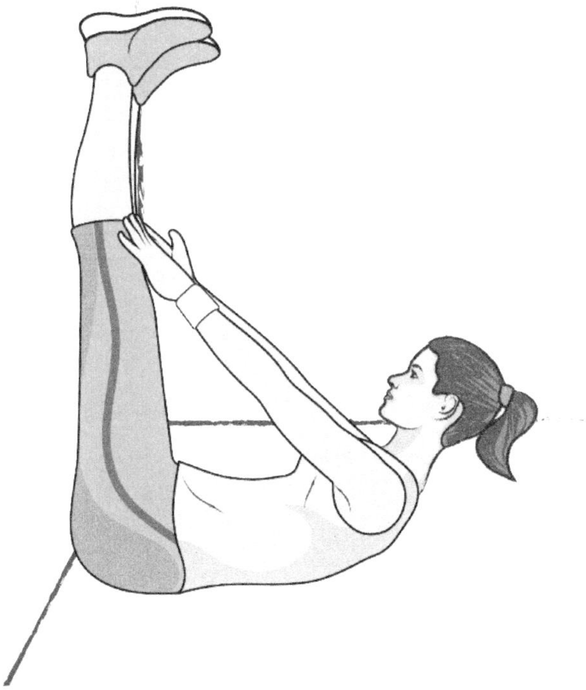

SUPERWOMAN

Comment procéder :

1. Allongé sur le tapis, face au sol, les jambes tendues, les orteils allongés.
2. Placez votre bras gauche devant vous, plié au niveau du coude.
3. Appuyez-vous contre le mur avec votre main droite.
4. En expirant, soulevez votre jambe gauche, en tirant sur la pointe des pieds sans plier le genou.
5. En inspirant, posez votre pied sur le tapis.
6. Faites ensuite cet exercice en levant la jambe *droite* et en vous appuyant sur le mur avec votre main *gauche.*

Remarque : il est important de faire cet exercice lentement, en inspirant profondément par le nez et en expirant par la bouche.

Les avantages de l'exercice : renforcement des muscles du dos, des fesses et amélioration de la posture.

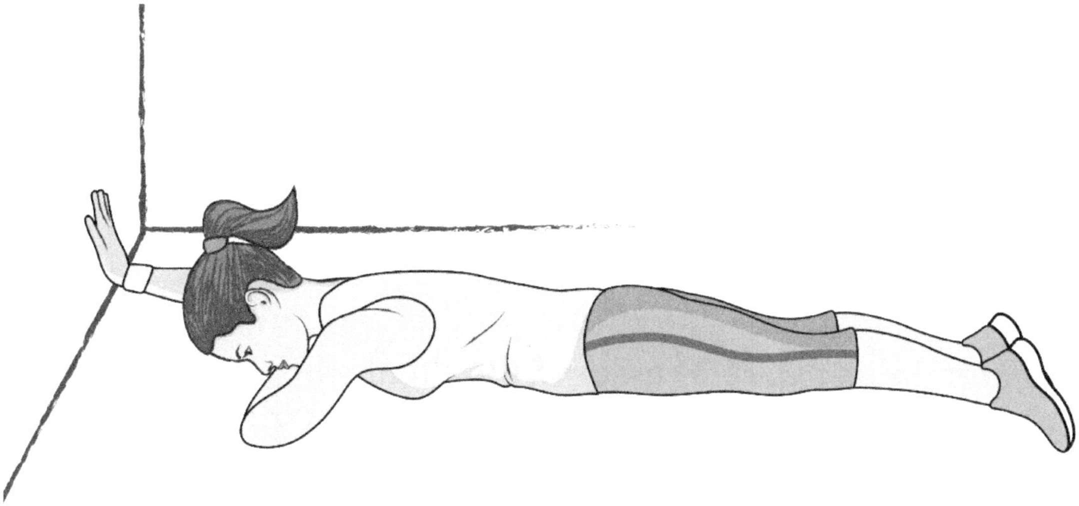

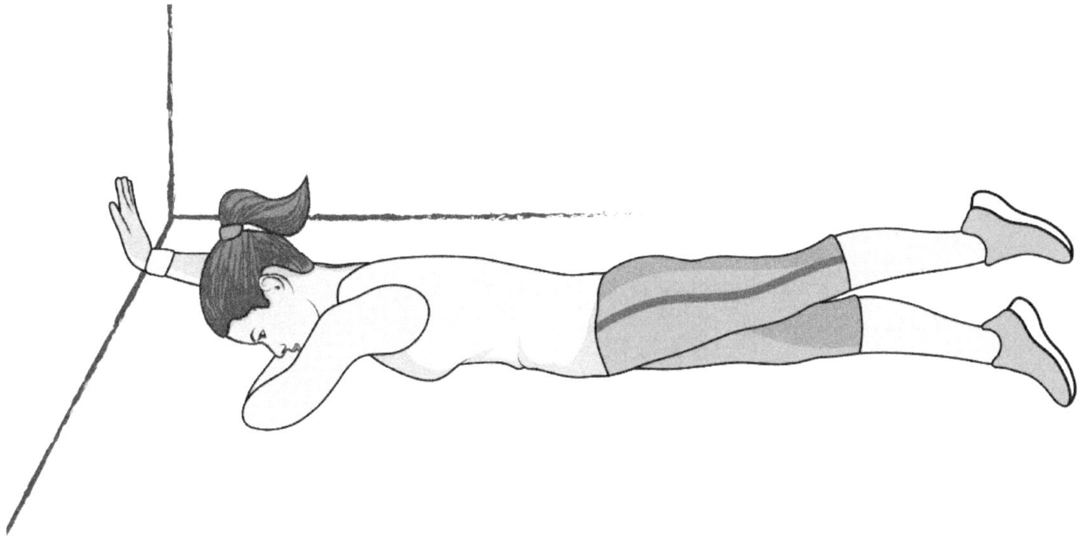

TABLE MURALE

Comment procéder :

1. S'agenouiller sur le tapis, en s'appuyant sur les paumes des mains, les bras tendus.
2. Les genoux sont pliés à un angle de 90°, l'abdomen est contracté, la tête est droite.
3. Placez-vous de façon à ce que le mur soit à la distance d'une jambe tendue.
4. Inspirez et, en expirant, tendez votre jambe droite contre le mur, en le touchant pour garder l'équilibre, tout en levant le bras gauche (opposé) parallèlement au sol.
5. Maintenez cette position pendant 4 secondes (inspirez et expirez profondément et régulièrement).
6. Abaissez votre bras et votre jambe pour revenir à la position de départ.
7. Ensuite, changez de jambe et de bras et maintenez la position horizontale pendant 4 secondes.

Les bienfaits de l'exercice : tonification du torse et des jambes du corps.

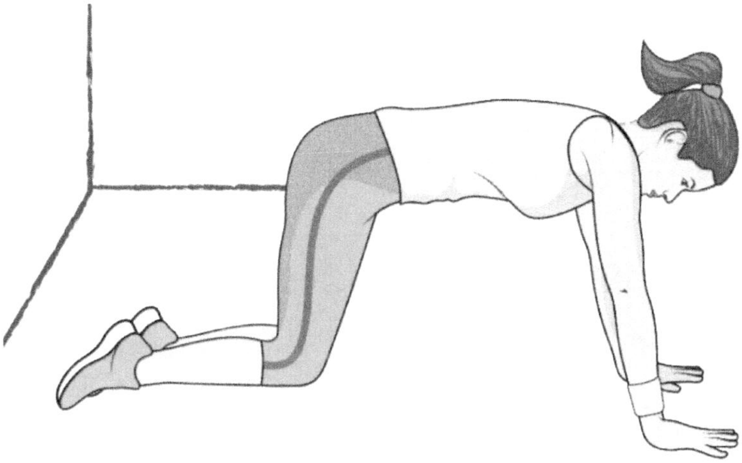

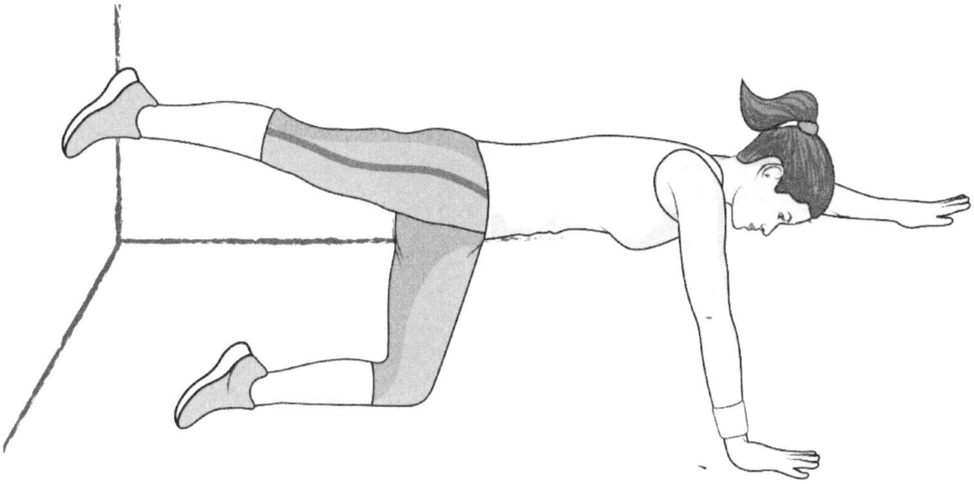

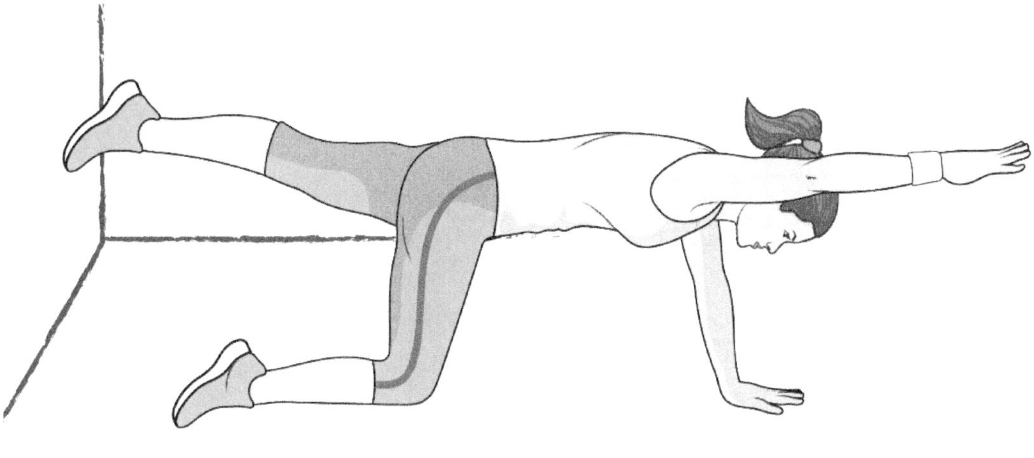

ÉLÉVATION DES JAMBES SUR LE CÔTÉ DU MUR

Comment procéder :

1. Debout sur le tapis, le genou gauche posé sur le tapis et le bras gauche (voir illustration).
2. Prenez appui sur le mur avec votre main droite et étendez votre jambe droite parallèlement au sol.
3. Commencez à bouger votre pied de haut en bas sans toucher le sol.

Remarque : il est important de solliciter également les muscles des fesses et des cuisses.

Les bienfaits de l'exercice : cet exercice permet d'entraîner l'intérieur des cuisses.

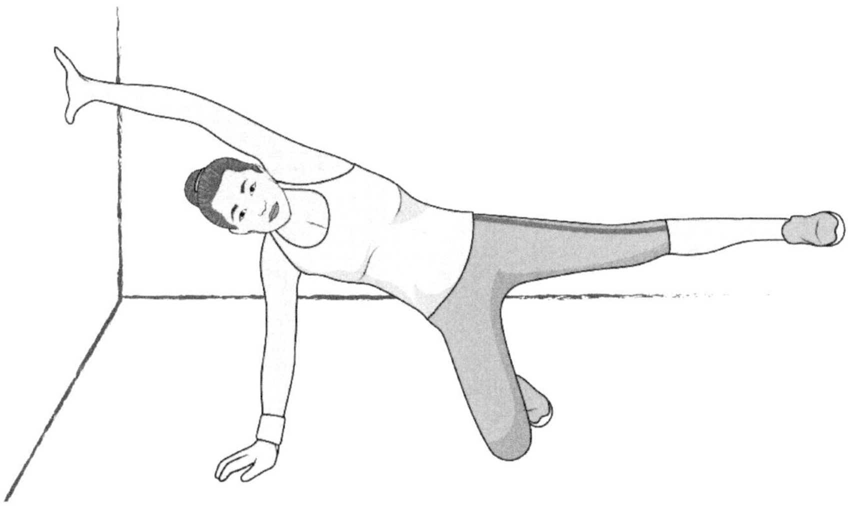

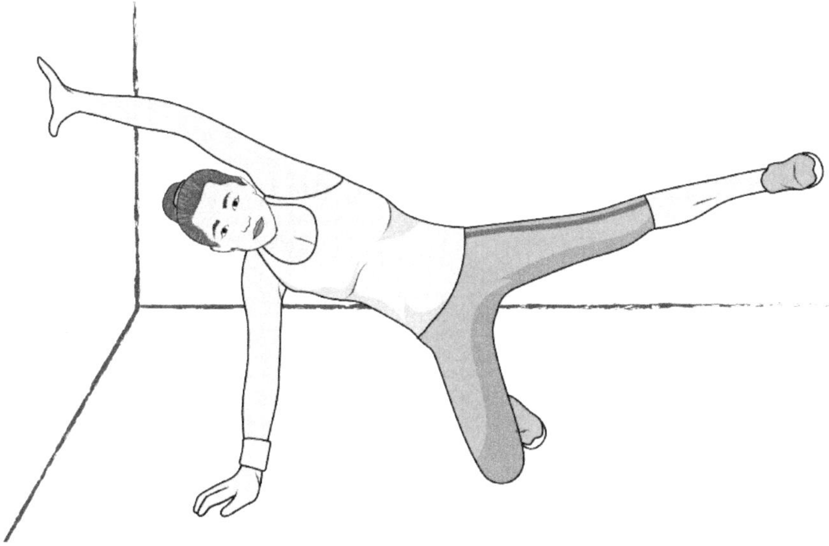

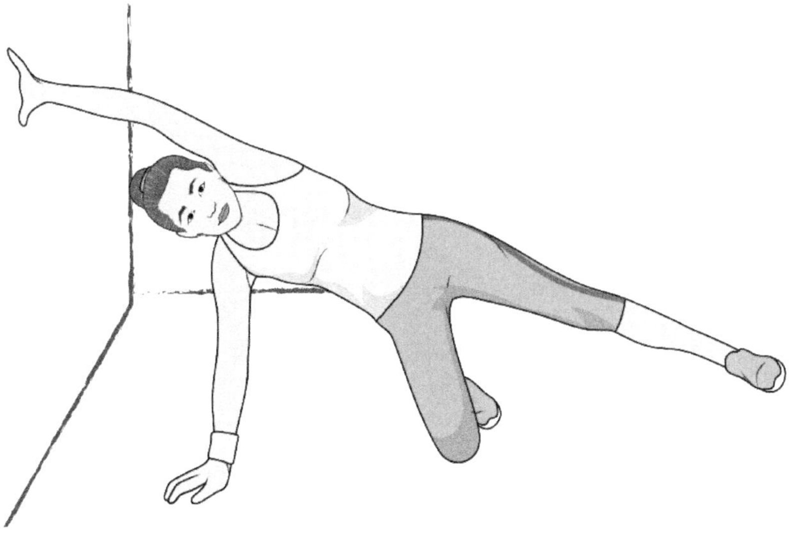

Défi de 30 jours pour la sculpture du corps

Aujourd'hui, c'est votre premier jour d'entraînement, et je suis très heureux que ce livre soit entre vos mains. Vous apprendrez à travailler avec votre corps, à le sentir et à devenir plus endurant, plus souple et plus mince.

Chaque jour d'entraînement vous rapprochera du corps sain et tonique que vous souhaitez et méritez.

Idéalement, si vous n'avez pas fait d'exercice depuis longtemps et que vous vous sentez fatigué et endolori le lendemain de votre séance d'entraînement, essayez de faire ces exercices un jour sur deux pendant 5 à 10 jours au lieu de tous les jours, afin de permettre à votre corps de s'adapter aux exercices. Ensuite, vous pourrez commencer le défi de 30 jours.

Notes :

Entre chaque série d'exercices, faites une pause de 30 à 50 secondes pour vous assurer que votre rythme cardiaque reste suffisamment élevé pour que votre entraînement soit efficace en termes de perte de poids et de cardio.

Si vous n'avez pas de mur accessible pour le Pilates, vous pouvez *utiliser la porte d'entrée ou un placard* (pour les exercices en position debout).

Gardez à l'esprit que la régularité est essentielle pour obtenir les meilleurs résultats. Mais, bien sûr, écoutez votre corps et accordez-lui plus de repos s'il le demande.

Façonnez vos jambes, vos abdominaux et votre taille en <u>30 jours</u> et changez votre vie pour toujours !

JOUR 1

EXERCICES	DURÉE	PAGE
INCLINER LE CORPS VERS L'AVANT	10 répétitions	14
ÉTIREMENT DE LA JAMBE GAUCHE	8 répétitions	20
ÉTIREMENT DE LA JAMBE DROITE	8 répétitions	22
ROTATION DU TRONC EN POSITION ASSISE	30 secondes	60
POMPES AU MUR	8 répétitions	30
CHAT MURAL ÉTIRÉ	8 répétitions	44
TABLE MURALE	4 répétitions de chaque côté	68
ÉLÉVATION MURALE DES JAMBES + COUP DE PIED ARRIÈRE	6 répétitions de chaque côté	56

JOUR 2

EXERCICES	DURÉE	PAGE
ANGLES MURAUX	8 répétitions	58
LEGS-UP CRUNCH	6 répétitions	24
PONT MURAL	8 répétitions	16
SUPERWOMAN	4 répétitions de chaque côté	66
SOULÈVEMENT SUR LES ORTEILS	8 répétitions	32
PETITS ASCENSEURS PELVIENS	10 répétitions	18
TABLE MURALE	4 répétitions de chaque côté	68
ÉLÉVATION MURALE DES JAMBES + COUP DE PIED ARRIÈRE	6 répétitions de chaque côté	56

JOUR 3

EXERCICES	DURÉE	PAGE
ÉLÉVATION MURALE DES JAMBES + COUP DE PIED ARRIÈRE	4 répétitions de chaque côté	56
ÉTIREMENT DE LA JAMBE GAUCHE	8 répétitions	20
ÉTIREMENT DE LA JAMBE DROITE	8 répétitions	22
SQUATS FACE AU MUR	8 répétitions	52
ROTATION DU TRONC EN POSITION ASSISE	8 répétitions	60
CISEAU MURAL	4 répétitions	38
ABDOMINAUX SUR BICYCLETTE MURALE	4 répétitions	62
CHAT MURAL ÉTIRÉ	4 répétitions	44
ÉLÉVATION SUR LE MUR	10 répétitions	10

JOUR 4

EXERCICES	DURÉE	PAGE
INCLINER LE CORPS VERS L'AVANT	10 répétitions	14
PONT MURAL	6 répétitions	16
LÈVE-JAMBES MURAUX	8 répétitions	36
CISEAU MURAL	4 répétitions	38
ÉTIREMENT DU COBRA MURAL	8 répétitions	26
ROTATION DU TRONC EN POSITION ASSISE	8 répétitions	60
POMPES AU MUR	10 répétitions	30
SOULÈVEMENT SUR LES ORTEILS	8 répétitions	32
ANGLES MURAUX	10 répétitions	58
SUPERWOMAN	4 répétitions de chaque côté	66

JOUR 5

EXERCICES	DURÉE	PAGE
ANGLES MURAUX	8 répétitions	58
ÉTIREMENT DE LA JAMBE GAUCHE	10 répétitions	20
ÉTIREMENT DE LA JAMBE DROITE	10 répétitions	22
ROTATION DU TRONC EN POSITION ASSISE	8 répétitions	60
SQUAT FRACTIONNÉ AU MUR	4 répétitions de chaque côté	34
ÉLÉVATION SUR LE MUR	12 répétitions	10
CHAT MURAL ÉTIRÉ	8 répétitions	44
ABDOMINAUX SUR BICYCLETTE MURALE	6 répétitions de chaque côté	62
ÉLÉVATION DES JAMBES SUR LE CÔTÉ DU MUR	4 répétitions de chaque côté	70
CISEAU MURAL	4 répétitions	38

JOUR 6

EXERCICES	DURÉE	PAGE
INCLINER LE CORPS VERS L'AVANT	10 répétitions	14
SQUATS MURAUX	2 répétitions	40
TABLE MURALE	4 répétitions de chaque côté	68
CHAT MURAL ÉTIRÉ	8 répétitions	44
ABDOMINAUX SUR BICYCLETTE MURALE	4 répétitions de chaque côté	62
ABDOMINAUX AU MUR	10 répétitions	64
ÉLÉVATION SUR LE MUR	10 répétitions	10
ANGLES MURAUX	8 répétitions	58
LEGS-UP CRUNCH	6 répétitions	24
CISEAU MURAL	4 répétitions	38

JOUR 7

EXERCICES	DURÉE	PAGE
ANGLES MURAUX	8 répétitions	58
LEGS-UP CRUNCH	6 répétitions	24
ÉTIREMENT DE LA JAMBE GAUCHE	8 répétitions	20
ÉTIREMENT DE LA JAMBE DROITE	8 répétitions	22
PONT MURAL	8 répétitions	16
SUPERWOMAN	4 répétitions de chaque côté	66
POMPES AU MUR	8 répétitions	30
ÉLÉVATION SUR LE MUR	10 répétitions	10
SQUAT FRACTIONNÉ AU MUR	4 répétitions de chaque côté	34
ROTATION DU TRONC EN POSITION ASSISE	30 secondes	60

JOUR 8

EXERCICES	DURÉE	PAGE
ANGLES MURAUX	8 répétitions	58
ÉTIREMENT DU COBRA MURAL	8 répétitions	26
ABDOMINAUX AU MUR	6 répétitions	64
ÉLÉVATION SUR LE MUR	10 répétitions	10
ÉTIREMENT DE LA JAMBE GAUCHE	6 répétitions	20
ÉTIREMENT DE LA JAMBE DROITE	6 répétitions	22
LÈVE-JAMBES MURAUX	10 répétitions	36

JOUR 9

EXERCICES	DURÉE	PAGE
INCLINER LE CORPS VERS L'AVANT	10 répétitions	14
PONT MURAL	8 répétitions	16
ÉTIREMENT DU COBRA MURAL	10 répétitions	26
ROTATION DU TRONC EN POSITION ASSISE	30 secondes	60
POMPES AU MUR	8 répétitions	30
ABDOMINAUX SUR BICYCLETTE MURALE	6 répétitions de chaque côté	62
PRESSE ABDOMINALE MURALE	5 répétitions de chaque côté	50
ANGLES MURAUX	8 répétitions	58
ÉLÉVATION MURALE DES JAMBES + COUP DE PIED ARRIÈRE	8 répétitions de chaque côté	56
CISEAU MURAL	4 répétitions	38

JOUR 10

EXERCICES	DURÉE	PAGE
PONT MURAL	6 répétitions	16
PETITS ASCENSEURS PELVIENS	6 répétitions	18
LEGS-UP CRUNCH	6 répétitions	24
ROTATION DU TRONC EN POSITION ASSISE	30 secondes	60
ASSIS SUR LE MUR À UNE JAMBE	2 répétitions de chaque côté	54
TAPPING MURAL	2 répétitions	48
ÉTIREMENT DE LA JAMBE GAUCHE	8 répétitions	20
ÉTIREMENT DE LA JAMBE DROITE	8 répétitions	22
CISEAU MURAL	4 répétitions	38
LÈVE-JAMBES MURAUX	10 répétitions	36
PRESSE ABDOMINALE MURALE	5 répétitions de chaque côté	50

JOUR 11

EXERCICES	DURÉE	PAGE
POMPES AU MUR	8 répétitions	30
INCLINER LE CORPS VERS L'AVANT	10 répétitions	14
PONT MURAL	8 répétitions	16
PETITS ASCENSEURS PELVIENS	6 répétitions	18
SQUAT FRACTIONNÉ AU MUR	4 répétitions de chaque côté	34
LÈVE-JAMBES MURAUX	10 répétitions	36
TABLE MURALE	4 répétitions de chaque côté	68
SUPERWOMAN	4 répétitions de chaque côté	66
SOULÈVEMENT SUR LES ORTEILS	8 répétitions	32
ROTATION DU TRONC EN POSITION ASSISE	30 secondes	60
CHAT MURAL ÉTIRÉ	8 répétitions	44
ANGLES MURAUX	8 répétitions	58

JOUR 12

EXERCICES	DURÉE	PAGE
PONT MURAL	8 répétitions	16
ÉTIREMENT DE LA JAMBE GAUCHE	8 répétitions	20
ÉTIREMENT DE LA JAMBE DROITE	8 répétitions	22
ASSIS SUR LE MUR, ÉLÉVATION DES TALONS	6 répétitions	42
TABLE MURALE	4 répétitions de chaque côté	68
CHAT MURAL ÉTIRÉ	8 répétitions	44
SQUATS FACE AU MUR	10 répétitions	52
ANGLES MURAUX	8 répétitions	58
ÉTIREMENT DU COBRA MURAL	10 répétitions	26
CRUNCH AVEC CONTACT DES ORTEILS	3 répétitions de chaque côté	28
PRESSE ABDOMINALE MURALE	5 répétitions de chaque côté	50
SUPERWOMAN	4 répétitions de chaque côté	66

JOUR 13

EXERCICES	DURÉE	PAGE
ÉLÉVATION MURALE DES JAMBES + COUP DE PIED ARRIÈRE	6 répétitions de chaque côté	56
ÉTIREMENT DE LA JAMBE GAUCHE	8 répétitions	20
ÉTIREMENT DE LA JAMBE DROITE	8 répétitions	22
SQUAT FRACTIONNÉ AU MUR	6 répétitions de chaque côté	34
ROTATION DU TRONC EN POSITION ASSISE	30 secondes	60
CISEAU MURAL	6 répétitions	38
SQUATS MURAUX	2 répétitions	40
CHAT MURAL ÉTIRÉ	8 répétitions	44
SOULÈVEMENT SUR LES ORTEILS	8 répétitions	32
ÉTIREMENT DU COBRA MURAL	10 répétitions	26
TABLE MURALE	4 répétitions de chaque côté	68
PRESSE ABDOMINALE MURALE	5 répétitions de chaque côté	50
ANGLES MURAUX	8 répétitions	58

JOUR 14

EXERCICES	DURÉE	PAGE
INCLINER LE CORPS VERS L'AVANT	10 répétitions	14
PONT MURAL	8 répétitions	16
PETITS ASCENSEURS PELVIENS	8 répétitions	18
CHAT MURAL ÉTIRÉ	8 répétitions	44
SQUATS MURAUX	2 répétitions	40
ASSIS SUR LE MUR, ÉLÉVATION DES TALONS	6 répétitions	42
LÈVE-JAMBES MURAUX	10 répétitions	36
CISEAU MURAL	6 répétitions	38
POMPES AU MUR	8 répétitions	30
SOULÈVEMENT SUR LES ORTEILS	8 répétitions	32
SQUAT FRACTIONNÉ AU MUR	4 répétitions de chaque côté	34
ÉLÉVATION MURALE DES JAMBES + COUP DE PIED ARRIÈRE	6 répétitions de chaque côté	56
TABLE MURALE	4 répétitions de chaque côté	68

JOUR 15

EXERCICES	DURÉE	PAGE
ANGLES MURAUX	8 répétitions	58
ABDOMINAUX AU MUR	6 répétitions	64
ABDOMINAUX SUR BICYCLETTE MURALE	4 répétitions de chaque côté	62
ROTATION DU TRONC EN POSITION ASSISE	30 secondes	60
PRESSE ABDOMINALE MURALE	8 répétitions de chaque côté	50
CRUNCH AVEC CONTACT DES ORTEILS	3 répétitions de chaque côté	28
CHAT MURAL ÉTIRÉ	10 répétitions	44
POMPES AU MUR	8 répétitions	30
ÉLÉVATION MURALE DES JAMBES + COUP DE PIED ARRIÈRE	8 répétitions de chaque côté	56
SQUATS FACE AU MUR	8 répétitions	52
SQUATS MURAUX	2 répétitions	40
ASSIS SUR LE MUR, ÉLÉVATION DES TALONS	6 répétitions	42

JOUR 16

EXERCICES	DURÉE	PAGE
PONT MURAL	12 répétitions	16
POMPES AU MUR	10 répétitions	30
ÉLÉVATION MURALE DES JAMBES + COUP DE PIED ARRIÈRE	6 répétitions de chaque côté	56
SQUATS MURAUX	2 répétitions	40
ROTATION DU TRONC EN POSITION ASSISE	40 secondes	60
SQUATS FACE AU MUR	10 répétitions	52

Effectuez 2 à 3 séries avec une pause de 30 à 50 secondes.

JOUR 17

EXERCICES	DURÉE	PAGE
ABDOMINAUX SUR BICYCLETTE MURALE	6 répétitions de chaque côté	62
PRESSE ABDOMINALE MURALE	5 répétitions de chaque côté	50
LEGS-UP CRUNCH	8 répétitions	24
PETITS ASCENSEURS PELVIENS	8 répétitions	18
CISEAU MURAL	4 répétitions	38

Effectuez 2 à 3 séries avec une pause de 30 à 50 secondes.

JOUR 18

EXERCICES	DURÉE	PAGE
ÉTIREMENT DE LA JAMBE GAUCHE	8 répétitions	20
ÉTIREMENT DE LA JAMBE DROITE	8 répétitions	22
TABLE MURALE	6 répétitions de chaque côté	68
CHAT MURAL ÉTIRÉ	10 répétitions	44
PLANCHE MURALE	2 répétitions	46
LÈVE-JAMBES MURAUX	10 répétitions	36
ÉLÉVATION MURALE DES JAMBES + COUP DE PIED ARRIÈRE	6 répétitions de chaque côté	56

Effectuez 2 à 3 séries avec une pause de 30 à 50 secondes.

JOUR 19

EXERCICES	DURÉE	PAGE
POMPES AU MUR	10 répétitions	30
TAPPING MURAL	2 répétitions	48
ABDOMINAUX SUR BICYCLETTE MURALE	6 répétitions de chaque côté	62
CRUNCH AVEC CONTACT DES ORTEILS	4 répétitions de chaque côté	28
SQUATS FACE AU MUR	10 répétitions	52
ÉLÉVATION SUR LE MUR	10 répétitions	10

Effectuez 2 à 3 séries avec une pause de 30 à 50 secondes.

JOUR 20

EXERCICES	DURÉE	PAGE
LÈVE-JAMBES MURAUX	10 répétitions	36
INCLINER LE CORPS VERS L'AVANT	10 répétitions	14
SQUAT FRACTIONNÉ AU MUR	6 répétitions de chaque côté	34
ABDOMINAUX AU MUR	6 répétitions	64
SOULÈVEMENT SUR LES ORTEILS	8 répétitions	32

Effectuez 2 à 3 séries avec une pause de 30 à 50 secondes.

JOUR 21

EXERCICES	DURÉE	PAGE
PONT MURAL	12 répétitions	16
ÉTIREMENT DE LA JAMBE GAUCHE	10 répétitions	20
ÉTIREMENT DE LA JAMBE DROITE	10 répétitions	22
PRESSE ABDOMINALE MURALE	5 répétitions de chaque côté	50
SQUATS MURAUX	2 répétitions	40
ÉLÉVATION DES JAMBES SUR LE CÔTÉ DU MUR	6 répétitions de chaque côté	70

Effectuez 2 à 3 séries avec une pause de 30 à 50 secondes.

JOUR 22

EXERCICES	DURÉE	PAGE
ASSIS AU MUR AVEC EXTENSION DES JAMBES	6 répétitions	12
POMPES AU MUR	10 répétitions	30
SUPERWOMAN	6 répétitions de chaque côté	66
PONT MURAL	8 répétitions	16
PETITS ASCENSEURS PELVIENS	6 répétitions	18
ROTATION DU TRONC EN POSITION ASSISE	40 secondes	60

Effectuez 3 à 4 séries avec une pause de 30 à 50 secondes.

JOUR 23

EXERCICES	DURÉE	PAGE
ABDOMINAUX AU MUR	6 répétitions	64
SQUATS FACE AU MUR	10 répétitions	52
ANGLES MURAUX	8 répétitions	58
ÉLÉVATION MURALE DES JAMBES + COUP DE PIED ARRIÈRE	6 répétitions de chaque côté	56
ÉTIREMENT DU COBRA MURAL	10 répétitions	26
SQUAT FRACTIONNÉ AU MUR	6 répétitions de chaque côté	34

Effectuez 3 à 4 séries avec une pause de 30 à 50 secondes.

JOUR 24

EXERCICES	DURÉE	PAGE
PONT MURAL	8 répétitions	16
CRUNCH AVEC CONTACT DES ORTEILS	4 répétitions de chaque côté	28
CHAT MURAL ÉTIRÉ	10 répétitions	44
PLANCHE MURALE	4 répétitions	46
ÉTIREMENT DE LA JAMBE GAUCHE	10 répétitions	20
ÉTIREMENT DE LA JAMBE DROITE	10 répétitions	22
ÉLÉVATION DES JAMBES SUR LE CÔTÉ DU MUR	6 répétitions de chaque côté	70

Effectuez 3 à 4 séries avec une pause de 30 à 50 secondes.

JOUR 25

EXERCICES	DURÉE	PAGE
SQUATS FACE AU MUR	10 répétitions	52
POMPES AU MUR	10 répétitions	30
ASSIS SUR LE MUR À UNE JAMBE	2 répétitions de chaque côté	54
ABDOMINAUX AU MUR	8 répétitions	64
CISEAU MURAL	4 répétitions	38

Effectuez 3 à 4 séries avec une pause de 30 à 50 secondes.

JOUR 26

EXERCICES	DURÉE	PAGE
SQUATS MURAUX	2 répétitions	40
LÈVE-JAMBES MURAUX	10 répétitions	36
SOULÈVEMENT SUR LES ORTEILS	8 répétitions	32
ABDOMINAUX SUR BICYCLETTE MURALE	6 répétitions de chaque côté	62
ASSIS AU MUR AVEC EXTENSION DES JAMBES	6 répétitions	12

Effectuez 3 à 4 séries avec une pause de 30 à 50 secondes.

JOUR 27

EXERCICES	DURÉE	PAGE
ANGLES MURAUX	8 répétitions	58
PRESSE ABDOMINALE MURALE	5 répétitions de chaque côté	50
ASSIS SUR LE MUR, ÉLÉVATION DES TALONS	6 répétitions	42
ÉTIREMENT DU COBRA MURAL	10 répétitions	26
TABLE MURALE	6 répétitions de chaque côté	68
ÉLÉVATION SUR LE MUR	10 répétitions	10

Effectuez 3 à 4 séries avec une pause de 30 à 50 secondes.

JOUR 28

EXERCICES	DURÉE	PAGE
INCLINER LE CORPS VERS L'AVANT	10 répétitions	14
ÉTIREMENT DE LA JAMBE GAUCHE	10 répétitions	20
ÉTIREMENT DE LA JAMBE DROITE	10 répétitions	22
SQUATS FACE AU MUR	10 répétitions	52
POMPES AU MUR	10 répétitions	30
LEGS-UP CRUNCH	8 répétitions	24

Effectuez 3 à 4 séries avec une pause de 30 à 50 secondes.

JOUR 29

EXERCICES	DURÉE	PAGE
ÉLÉVATION MURALE DES JAMBES + COUP DE PIED ARRIÈRE	6 répétitions de chaque côté	56
ROTATION DU TRONC EN POSITION ASSISE	40 secondes	60
SQUAT FRACTIONNÉ AU MUR	6 répétitions de chaque côté	34
ÉTIREMENT DU COBRA MURAL	10 répétitions	26
CRUNCH AVEC CONTACT DES ORTEILS	4 répétitions de chaque côté	28
CHAT MURAL ÉTIRÉ	10 répétitions	44

Effectuez 3 à 4 séries avec une pause de 30 à 50 secondes.

JOUR 30

EXERCICES	DURÉE	PAGE
PONT MURAL	8 répétitions	16
POMPES AU MUR	10 répétitions	30
CHAT MURAL ÉTIRÉ	10 répétitions	44
PLANCHE MURALE	4 répétitions	46
ÉTIREMENT DE LA JAMBE GAUCHE	10 répétitions	20
ÉTIREMENT DE LA JAMBE DROITE	10 répétitions	22

Effectuez 3 à 4 séries avec une pause de 30 à 50 secondes.

Défi des 30 jours - tableau de suivi

La cohérence est la clé du succès.

Jour	**Formation réalisée** ✓	**Niveau d'énergie** *(élevé, moyen, faible)*	**Humeur** *(bon, normal, fatigué)*
1			
2			
3			
4			
5			
6			
7			
8			
9			
10			
11			
12			
13			
14			
15			
16			
17			
18			
19			
20			
21			
22			
23			
24			
25			

26			
27			
28			
29			
30			

PDF BONUS :

Obtenez votre bonus PDF avec tous les exercices et les instructions + 4 programmes d'entraînement supplémentaires. Le PDF fonctionne parfaitement sur votre ordinateur ou votre téléphone.

Il vous suffit de m'envoyer une confirmation de votre achat de livre par e-mail :

goreadandmakeit@gmail.com

Printed in France by Amazon
Brétigny-sur-Orge, FR

13646408R00060